U0342021

品读生活 ┃ 优享人生

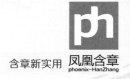

含章新实用　凤凰含章
phoenix-HanZhang

瑜伽
让你完美瘦身

曲 影 著

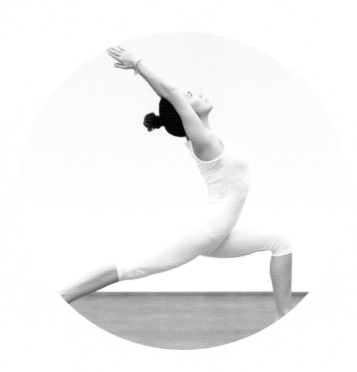

江苏凤凰科学技术出版社

图书在版编目（CIP）数据

瑜伽让你完美瘦身 / 曲影著 . -- 南京 : 江苏凤凰
科学技术出版社 , 2019.6

ISBN 978-7-5713-0154-5

Ⅰ . ①瑜… Ⅱ . ①曲… Ⅲ . ①瑜伽—减肥—基本知识
Ⅳ . ① R793.51

中国版本图书馆 CIP 数据核字（2019）第 034339 号

瑜伽让你完美瘦身

著　　　者	曲　影	
责 任 编 辑	陈　艺	
责 任 校 对	郝慧华	
责 任 监 制	曹叶平　方　晨	

出 版 发 行　江苏凤凰科学技术出版社
出版社地址　南京市湖南路 1 号 A 楼，邮编：210009
出版社网址　http://www.pspress.cn
印　　　刷　天津旭丰源印刷有限公司

开　　　本　718 mm × 1000 mm　1/12
印　　　张　12
插　　　页　1
版　　　次　2019年6月第1版
印　　　次　2019年6月第1次印刷

标 准 书 号　ISBN 978-7-5713-0154-5
定　　　价　39.80元

图书如有印装质量问题，可随时向我社出版科调换。

瑜伽，
揭开你身体的"自瘦"密码

　　瘦身的第一步，是要懂得爱惜自己的身体。但有一些女性为了"美"，往往无所不用其极，盲目跟风，把自己的身体当成试验品。疯狂尝试各种可怕减肥方法的已不只是年少无知的小女生，越来越多的成年女性也成为"减肥白老鼠"中的主力军。

　　但是，谁又都了解现代女性的种种难处：上班一族面临着工作压力，下班时往往已经身心俱疲；若是已婚的熟女，还要维持家计，照顾先生及小孩，调节家庭与自我的关系。此时困扰现代女性的，往往已不只是日渐飙涨的体重，还有挥之不去的压力与烦恼。试问，要保持身材，又没有时间运动，还被无穷无尽的烦心事儿牵绊，这样的恶性循环，能不在"瘦身"的这条路上走弯路吗？

　　众所周知，练习瑜伽，已是处于社会压力"集中营"中的娱乐圈女星们保持窈窕身材、维持健康的养生美容秘方。瑜伽之所以能让众多绝代佳人为之着迷，主要是因为瑜伽提倡"身心合一"的生命哲理，练习它所塑造出的美丽是平衡之美、自然之美、健康之美。再简单一点来说，瑜伽是生理上的动态运动和心灵上的静态练习，也是应用在每天生活中的哲学，渐渐地由内而外激发隐藏在每个人体内的"自瘦"能力。练习瑜伽的最终目的就是控制自己，驾驭身体器官，以及驯服似乎永不平静的内心。

　　瑜伽能瘦身纤体，已经不再是什么秘密，但不是每个人都清楚地知道"为什么瑜伽能减肥"。要知道，瑜伽并不是魔法，瑜伽之所以能减肥，在医学上是有其理论根据的。

●瑜伽体位法能促进体内多种腺体的正常分泌。比如，人体的喉咙正下方有一甲状腺器官。甲状腺主司身体的新陈代谢和调节功能，由该部位分泌出来的激素被称为甲状腺激素，它的分泌正常与否直接关系到人体的脂肪含量正常与否，当然这是一个十分复杂而又精密的生理过程，我们在此不作深入探讨。

基于这个原理，市面上出售的各种减肥药多半掺有促甲状腺激素。但是，服用这类药物后，人体的新陈代谢得不到正常提高，食物的分解功能转劣，反而对身体造成不良影响。所以这类减肥药还是少吃为妙。

瑜伽体位法中有许多"肩膀倒立的姿势"，它能刺激松弛的甲状腺增加释放激素，让体内新陈代谢功能旺盛，血液循环顺畅，更能提高心脏及肺脏功能。脂肪代谢也因练习瑜伽而增强，体内的脂肪会转换为肌肉与能量。这意味着在减少脂肪的同时，你也能得到较好的肌肉质地与较高的力量水平。

●瑜伽体位法中有大量拉、伸、弯、扭、叠、倒立等独特的姿势，并强调在练习时每个姿势要保持一定长的时间，再配合深度的呼吸，能充分锻炼其他运动不可能锻炼到的部位。而整个看似静态的运动过程实际上已消耗了大量的热量和脂肪。

●瑜伽体位法还能挤压并按摩内脏，使人体的五脏六腑能够和谐运作，如果肠胃消化、肝肾排毒功能都正常，体内就不会累积毒素和多余的水分，"水肿性肥胖"就与你无缘。人的各种新陈代谢正常了，体内的热量能有效地消耗，热量就不会转化成脂肪，你就能彻底改变易胖体质。

●瑜伽体位练习是一种静力运动，它不会像跑步、跳绳或搏击操那样，在运动过后让人处于疲劳甚至虚脱的状态，反而让人感觉周身舒泰、全身微微发热，真是越练越想练。所以，你很容易就能将瑜伽长期坚持下去，从而稳住瘦身成果。很快，你会发现皮肤紧实了，腰围变小了，整个人变得容光焕发了！

●研究发现，冥想时人的呼吸、心跳减慢，血压降低，全身耗氧量降低，血氧饱和度达百分之百，大脑及内脏器官进入休息状态。进入冬眠的身体停止依赖碳水化合物，改以大量燃烧脂肪来产生能量。可见，冥想类似"人工冬眠"，对肥胖及其并发症的辅助治疗功效令人惊叹。

01 | 揭开瑜伽
让你健康变瘦的秘密

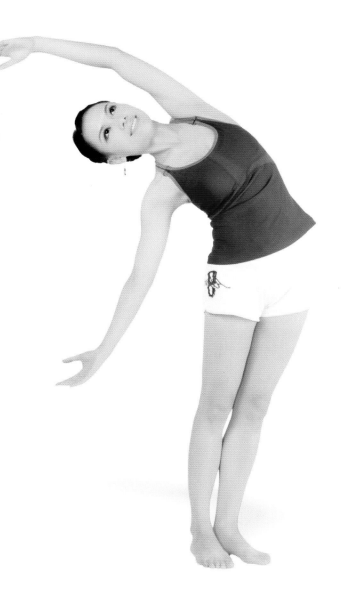

02 超简单的瑜伽瘦身入门基础课

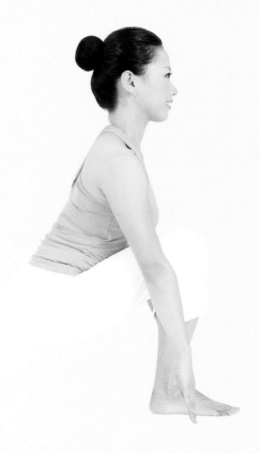

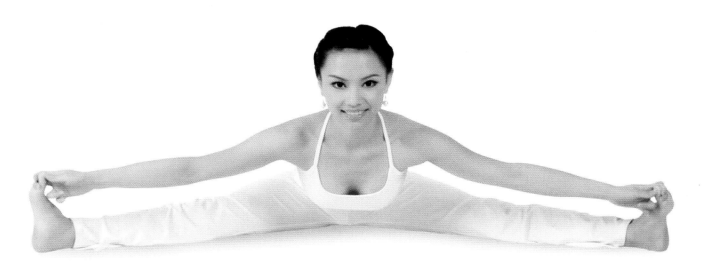

03 从头到脚的完美瘦身瑜伽

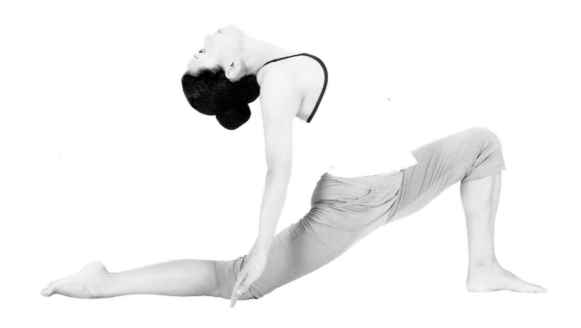

04 不同阶段，选择不同的纤体瑜伽

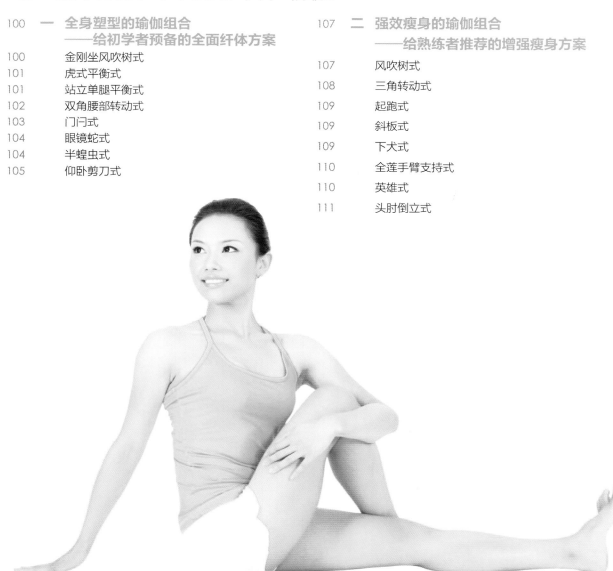

05 | 随时随地，开始你的瘦身瑜伽

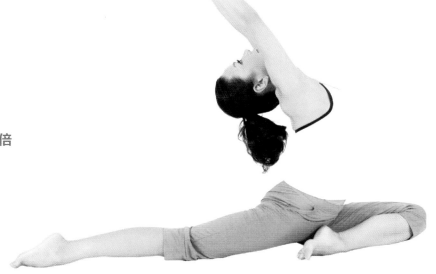

06 | 瑜伽美人瘦身7日谈

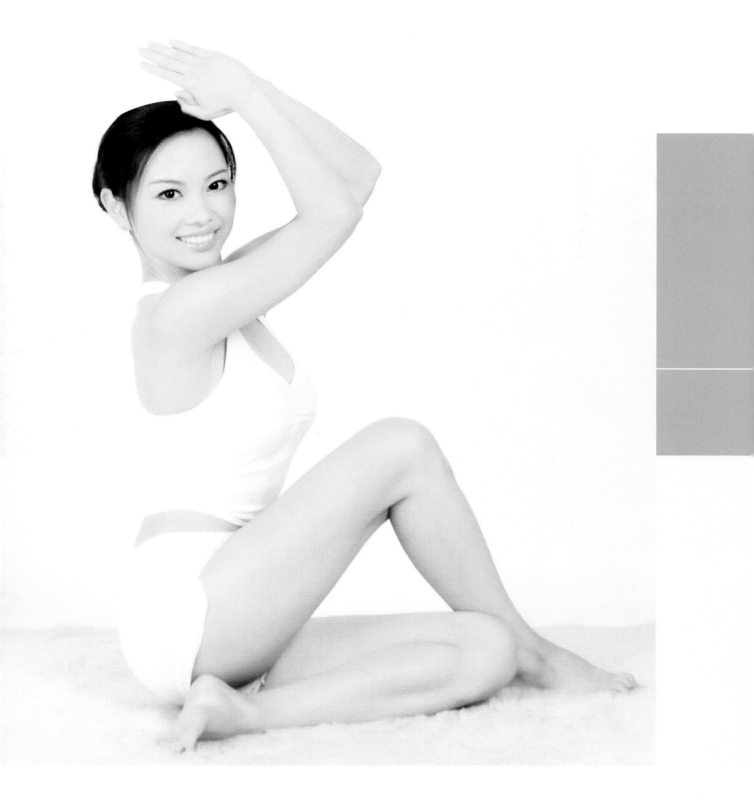

01

揭开瑜伽让你健康变瘦的秘密

抛开瑜伽起源的准确日期不谈，有一点我们可以确定：

与其花时间探究瑜伽有多古老、瑜伽是什么，不如着手练习瑜伽！

在举手投足间获得柔韧、优雅，在一呼一吸间燃烧脂肪，

在冥想、吃饭、睡觉、洗澡时轻松"享瘦"……

在瑜伽瘦身狂潮席卷全球的今天，

想要苗条的你，还在等什么？

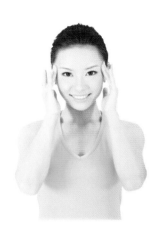

瑜伽，
最自然、健康、温和的有氧运动

怎么都不满意自己的体形，"瘦、瘦、瘦！"是我们生活的一大永恒主题。可尝遍百草、历尽千辛万苦，还是不能瘦下来。难道我们从发胖的那一刻起，就与苗条绝缘了？都说运动好处多，可什么运动有效，我们又应该怎样把握运动的尺度呢？瑜伽是你不错的选择。

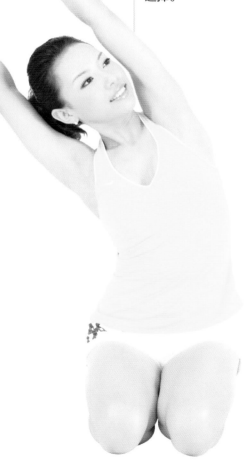

女人不易做，爱美的女人更不易做。

想想看，为了美丽、苗条，我们吃过多少苦：千奇百怪的减肥法、节食法、束身法，五花八门的减肥药、减肥霜……结果呢？差点饿死还是瘦不下来，脸上还长满了小痘痘，内分泌都失调了；如果吃药，最初瘦得快，可一旦停药，反弹速度快，甚至出现心悸、呕吐、烦躁等副作用。

干脆去美容医院，将这一身赘肉卸个干干净净？别打这主意！就算一刀下去不留疤，去掉的也只是皮肤表层的脂肪，内脏里的脂肪和毒素呢？继续囤积，装作不知道？

运动能减肥，这是众所皆知的道理。不能再懒了，站起来开始运动吧！

"我知道运动的重要性，"有学员向我们的教练抱怨，"我每天晚上都会陪我上初中的小侄子练习百米冲刺跑，睡前还坚持练习仰卧起坐，可为什么还是不见瘦呢？"其实道理很简单，这是因为她一直在做无氧运动，根本没能触及脂肪的根本，损失的只是水分而已。

我们需要更新一个概念：并非所有运动都能减肥，只有有氧运动才能减肥。汽车需要通过燃油来产生动力，人类在运动中也要燃烧燃料，人类的"燃料"是糖类、蛋白质和脂肪，这些"燃料"都储存在人体的细胞中，当你运动时，就会消耗这些"燃料"以获得动力。与发动机燃烧汽油一样，人类在燃烧"燃料"的时候需要氧气助燃。在长时间的运动时，氧气通过肺泡进入到血液循环系统之中，然后随着动脉血液流向全身的组织细胞中，进而

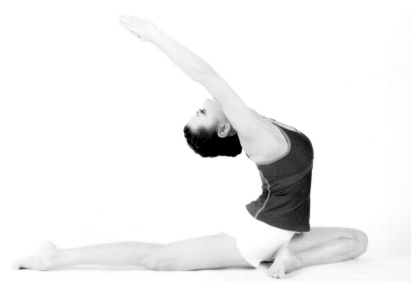
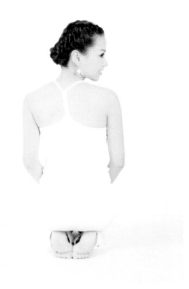

燃烧"燃料"。

当我们做高强度、大运动量、短时间内的运动时，为了减少身体的负荷和劳累，通常都是速战速决。开始时吸入的那口氧气，根本还来不及到达细胞参与"燃烧"葡萄糖的活动，运动就已经结束了。所以，无氧运动虽然能强筋健骨，对瘦身却无用。

只有当你运动的时间足够长时，身体内的葡萄糖得到了充分"燃烧"，才能消耗能量。然而即使是有氧运动，前30分钟消耗的都只是糖分，30分钟之后才会消耗顽固脂肪，现在知道为什么任何一个健身教练都会不厌其烦地让你保持至少30分钟以上的运动强度了吧！

低强度、长时间的运动，基本上都是有氧运动，比如，散步、慢跑、长距离慢速游泳、骑自行车、跳操、跳舞等。但散步消耗能量太低，慢跑太无聊，你不可能每天都长时间骑自行车、每天都去游泳馆报到，而跳舞、跳操太耗体力，你的食欲越来越好，吃的比消耗的还要多……怎么能瘦！

我们需要找到一种温和、不单调，却又能最大限度燃烧脂肪的有氧运动。这就是瑜伽！它体式丰富，灵活多变，每天都可以给你带来不同的感受，让你轻松锻炼到全身的每一个部位。瑜伽关注身体的每一个关节、每一块肌肉，从头到脚，你想运动哪里就运动哪里，自然不会觉得无聊而不想继续。温和舒展的瑜伽，不会出现那种突然爆发的剧烈动作，因此也不会浪费体力，但当它对身体肌肉均衡地拉伸时，对热量和脂肪的消耗可不小呢！它不会像跑步、跳绳、搏击操那样，在运动过后让人处于疲劳甚至虚脱的状态，它反而会让人感觉周身舒泰，全身微微发热，真是越练越想练。

所以，一旦开始练习瑜伽，你会发现很容易就能将瑜伽长期地坚持下去。很快，你的皮肤会更紧实，腰会更纤细，整个人都容光焕发了。不仅如此，你还能轻松地保持纤体成果，练成不复胖体质，拒绝反弹！

二 瑜伽体位法，
女人雕琢完美身形的魔法

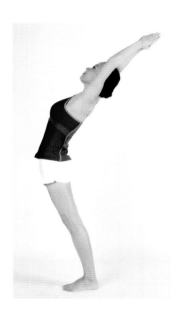

我们提倡的瘦身，并不是简单意义上的减肥。肉确实要减，但是要减对地方、减出曲线才叫瘦身。瑜伽能瘦身，也许很多人表示疑惑：瑜伽练习的动作如此缓慢，怎么可能达到瘦身的效果？事实上，瑜伽的瘦身效果惊人，而且能让你的体形日臻完美。不仅如此，瑜伽特有的排毒功效，还能让你的皮肤更加紧致莹润呢！

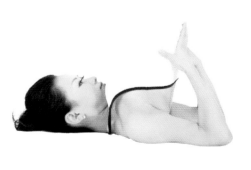

你是曲线玲珑的窈窕美人呢，还是拥有梨形身材的苦恼女人呢？最简单的测试方法就是用腰围除以臀围，所得数值小于0.85的话，那就恭喜你，你的身材保持不错；反之，你就一定要参加我们的瘦身行动了！

瘦身纤体，绝不是单纯的减肥，不仅要甩掉赘肉，更要护理和锻炼皮肤下的肌肉。换句话说，瘦身是要求女性具有结实而又有弹性的肌肉，以及标准的身材曲线。控制饮食、力量运动、药物或外科手术虽然也能减重，但都不能完美地体现"瘦身"的理念。而这一切，瑜伽都能做到。

❀ 高效燃脂，慢运动是有道理的

有人做过统计，一堂瑜伽课下来，所消耗的热量相当于打一场网球。为什么这种缓慢到看似静态的运动，竟能消耗掉这么多的热量？我们之前说过，持续而有节奏的有氧运动最能消耗能量和脂肪。瑜伽舒缓轻柔，对身体各个部位的拉伸和舒展都极为有益，整个练习过程中，浑身舒坦，让你几乎忘了它也是一种有氧运动。不知不觉中，你就消耗了大量脂肪。此外，瑜伽练习的特殊之处在于：它要求每一个姿势都达到练习者个人的极限，且在极限处保持该姿势2~3次深呼吸的时长。而这运动间短暂的静止，其实是最能消耗热量的时候——这一点，是其他运动所不能媲美的。

关照全身，打击顽固脂肪

瑜伽体位法中有大量拉、伸、弯、扭、叠、倒立等独特的姿势，能关照到身体的每一个部位、每一块骨骼和肌肉及每一根运动神经，再配合深度的呼吸，能充分锻炼其他运动不可能锻炼到的"死角"部位，还能燃烧更多的脂肪。相比其他只能强化部分肌肉和部位的运动，这个看似缓慢的运动过程实际上更能打击顽固脂肪。更神奇的是，瑜伽能让你想瘦哪里就瘦哪里，局部性减肥效果尤其显著，绝不会出现那种一旦瘦下来就全身干瘪的状态。

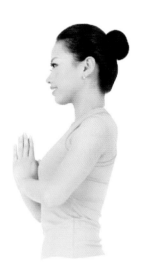

刺激腺体，调节内分泌

人体有七大腺体，这些腺体分泌出来的激素正常与否，直接关系到人体的脂肪含量是否正常。瑜伽中有许多不同姿势能刺激这些腺体，让体内的新陈代谢功能旺盛、血液循环顺畅，更能提高心脏及肺脏功能。交感神经和副交感神经组成的自主神经一旦失衡，内分泌就会出现紊乱，让人不断进食而没有饱腹感，如此下去体重必然会增加。瑜伽可以通过深呼吸和对脊柱的调整达到调节自主神经的目的，对食欲兴奋产生抑制作用，使人的饥饿感和饱足感趋之平衡，进食需求与热量需求一致。这样，不需要刻意节食，你也能维持很好的体态啰!

排出毒素，与水肿性肥胖绝缘

现代人身处充满环境污染的时代，穿的衣物、居住的环境、饮用的水，甚至呼吸的空气里都不可避免地存在着毒素。长此以往，我们的身体里将囤积起各种各样的毒素，再加上我们多坐少动，身体功能运作减缓，若不能及时排出毒素，就很容易导致皮肤粗糙、身体水肿性肥胖。瑜伽体位法能挤压并按摩内脏，促进肠胃的消化功能，加强肝肾的排毒功能。当五脏六腑和谐运转，体内积累的毒素和多余水分就能被及时排出，从根本上杜绝水肿性肥胖了。

心灵解压，摆脱食物的诱惑

心理学家认为，进食的片刻会产生短暂的轻松慰藉，减轻心理压力。当一个人处于压力下或者情绪低落、百无聊赖的时候，往往会频频进食。所以《瘦身男女》里的女主角因为情伤而情绪低落，化悲伤为食欲而大吃特吃，终成胖子。将负面情绪转化为食欲其实是人们自我保护的一种功能，但显然这种方法是不正确的。实践证明，瑜伽是最有效的放松方式：伴随着深呼吸，我们将注意力导向自身的身体和心灵，渐渐地，各种负面情绪就会在无形中消失，内心充实而愉悦。科学证明，时常保持轻松愉悦，还能促进新陈代谢。

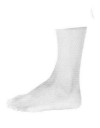

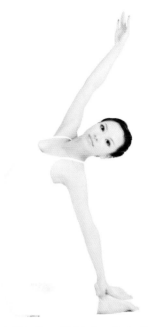

三 | 瑜伽呼吸+冥想，
让你坐着就能享"瘦"

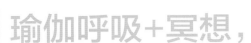

瑜伽瘦身，绝不仅仅是轻松而已。它动作缓慢舒展、练习过程享受，还能在一举手一投足间燃烧大量脂肪，这还不是全部……你能想象吗？只要你能用鼻子呼吸、能用大脑思考，甚至静坐、呼吸、冥想，这样也能瘦！这绝对不是开玩笑。

现代社会，忙碌是永恒的主题，不知不觉中我们连呼吸都变得急促了许多，想想看，你有多久没有深呼吸，你就浪费了多少次呼吸减肥的机会。

瑜伽瘦身的理念之一，就是通过深呼吸扩大吸入氧气的量，来增加能量的消耗，"燃烧"更多的脂肪。瑜伽的动作并不剧烈，而运动量却很大，原因就是不断深呼吸的同时既消耗了更多的能量，还向运动中的身体供给了更多的氧气，从而使运动消耗再次增加。

即使你不运动，也可以通过瑜伽的呼吸方式来瘦身。

瑜伽所提倡的深呼吸，越慢越好，越深入越好。这样绵长地呼吸，一方面能对大脑皮层和皮层下中枢、自主神经系统以及心血管系统起到良好的调节作用，使控制食欲的脑部（摄食中枢）功能正常化，防止过度摄食；另一方面又能按摩腹腔器官，实现其对内脏活动的自我调节，从而加强胃肠的蠕动及增强胰脏功能——促进分解脂肪的消化酶分泌。同时，深长的呼吸还可以使肌肉放松，加速全身血液循环，有利于脂肪分解；而呼吸过程必然带动腹腔活动，增强腹肌力量，从而进一步去除腹壁脂肪。具体的呼吸方式，我们将在后面为你介绍。

不仅仅是瑜伽呼吸，瑜伽冥想也能让你瘦！

尝试进行冥想练习，它可以使你保持身材，穿上最性感的紧身牛仔裤。最近的一项研究表明，冥想有助于减轻精神压力，能加速新陈代谢，从而使减肥加速。

背靠在椅上，头部放松，顺其自然，闭目静思。所思所想应是往日的愉快事情，也可以是大自然美丽的风光，或是湖中游弋的鸳鸯、漂荡的船只，并由此联想到各式各样、丰富多彩而颇有情趣的画面。

　　专家们称，虽然迄今尚未弄清冥想把"减脂"信息由大脑传递到每个细胞的确切机制，但已有两点能肯定：一是冥想对免疫系统的代谢物质，能起到良好的促进作用，它能加快身体内代谢物的排除，确保身体拥有更洁净的环境；二是冥想能让大脑指挥身体器官加快新陈代谢。一方面清理毒素，另一方面消耗脂肪，自然就能瘦得更快。

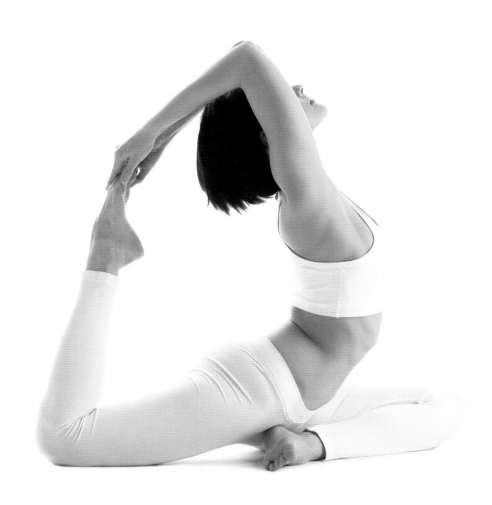

四 | 瑜伽饮食，
塑造不反弹的体质

印度有句谚语："吃什么，就会成为什么。"它的意思是说食物的种类和质量会影响人的身体和精神状况。饮食不得当，或对饮食原则没有合理理解，会逐渐地对个人身体和精神产生不良的影响。久而久之，各种不良的饮食习惯会直接影响到人的思想、行为和外在表现。仔细想想，你都习惯吃些什么？

瑜伽理论认为，人吃东西是为了从食物中获得生命之气，并以此调理身心。当你吃了太多油腻、刺激性的食物，不但会影响消化，还会对身体血液循环造成阻塞，从而引起肥胖、毒素堆积等诸多问题。合理的饮食，首先应该是健康的。保持健康的饮食习惯，才能有苗条的体态。不仅如此，饮食习惯也会直接影响一个人的生活方式。如果想要有效地健康瘦身，除了要懂得分辨和选择健康的食物，还要配合合理的进食方法。

变瘦，从选择悦性食物开始

瑜伽将食物分为三种属性：悦性食物、变性食物和惰性食物。

有些食物易于消化，不会在体内产生大量的毒素和尿酸，能让人身心愉悦、精力充沛，这类食物叫做悦性食物。这类食物大多数为素食，新鲜且烹调得当，不会过分调味或过于油腻，比如大部分蔬菜、新鲜水果、坚果、谷物、豆类、绿茶等。

所有"太过酸、咸、苦、辣，太过刺激"以及加工复杂的食品，被称为变性食物。这类食物会让人变得激动、浮躁，不易自我控制和保持平静。比如咖啡、浓茶、鱼类、味道强烈的调味品、巧克力、可可、汽水等大部分零食。

惰性食物是所有食物来源中最糟糕的一种，食用后容易让人产生疲倦感，容易使免疫系统出现问题，长期食用会使人变得缺乏耐性、懒惰和愚昧。这类食物包括所有放置时间过久的、陈腐的、烹调时间过长的食品，以及肉类、酒精、烟草、油炸或烧烤的食物等。

按照瑜伽的食物分类方法去选择悦性食物，避免惰性食物，你就能为自己打造一个健康的饮食方式和消化系统。长此以往，不仅身材能变得苗条，心灵也将变得更为清澈、宁静。

更瘦，你需要科学的饮食方法

掌握了摄取天然、简单的悦性食物的方法，也就符合了瑜伽饮食的基本原则，这是变瘦的一个基础条件。如果想要更有效地健康瘦身，你还需要这些合理的进食方法：

◆ 尽量选择一些清淡、简单的烹饪方式，例如榨果蔬汁、沙拉、汤羹、蒸煮等，这样能最大限度地保存食物的天然营养成分。不要过度烹调，也不要加太多人工香料或油脂，尽量使用植物油，以橄榄油为佳。

◆ 避免进食油腻、辛辣或容易导致胃酸过多的食物。

◆ 在平静及愉悦的心情下进食，不要在生气和情绪不佳时用食物来发泄。

◆ 细嚼慢咽，每口食物至少咀嚼30次以上，能有效避免因消化不良和长期饮食过量导致的肥胖，并能充分吸收食物的营养。

◆ 每餐不要超过八成饱，过饱会给消化系统造成压力，也是使人超重的致命原因。

◆ 每天喝8~10杯水。补充足够的水分，能减少身体对油脂的依赖，抑制肌肤过早衰老，同时也能使我们的心情保持愉快、平和。

◆ 练习瑜伽要空腹。尽量在饭后3~4小时开始练习，瑜伽练习结束30~40分钟后才能进食。

◆ 进食（尤其是晚餐）最少2小时以后才能睡觉。

永瘦，瑜伽排毒让你不复胖

吃了太多油腻、酸性食物，脂肪及各种毒素就会在身体里堆积，如果无法及时排出，就会形成"游泳圈""大象腿""大妈臀"……因此下定决心瘦身时，排毒是必不可少的课程。

瑜伽有很多前俯后仰的动作，能对腹部充分地拉伸、挤压和按摩，帮助肠胃蠕动，刺激消化系统以及排泄系统，促进排毒。

除了运动，瑜伽饮食法则里的"断食法"也拥有同样的排毒功效。

在瑜伽练习中，定期进行瑜伽断食法练习是必不可少的。断食期间，没有了食物的羁绊，肠胃可以放个大假，消化系统和排泄系统也能得到暂时的休息。这样能让身体器官得到调整，让身体通过自行排毒而更加清洁，从而增强人体免疫力。同时，它还可以用来控制食欲。

断食法练习一般选择在周末进行。周五的时候可以选择适当减食，多吃蔬果，晚餐尽量不吃主食；周六清晨起床后不再进食；周日早晨开始恢复饮食，但一定要克制因饥饿而想多吃的冲动。早餐宜少吃，午餐不要吃肉类及高脂肪的食物，且一定要缓慢、少量地进餐，细嚼慢咽。断食时，要安静地休息，保持心情放松，不可劳累。最好在有经验的教练指导下进行，或参加集体断食。

瑜伽运动减脂，瑜伽饮食巩固减脂成果，两两搭配，相得益彰。健康纤体，你还有什么不放心的呢？赶快参与我们的瘦身大计吧！

五 瑜伽美人
教你养成良好习惯

瑜伽是什么？一种运动方式？一种文化传承？不，对我们而言，最重要的是将瑜伽变成一种生活方式、一种生活习惯。用瑜伽运动去调整身体，用瑜伽饮食去调理肠胃，用瑜伽呼吸和冥想去调动生命之气，也要用瑜伽的心态去养成一些好的生活习惯，让瘦身来得更加彻底、更加容易。

有没有想过换只手拿餐具也是一种减肥方式？对大部分人而言，用左手拿筷子吃饭实在是件不容易的事情。当你用左手吃饭时，吃饭的难度会有所增加，自然吃得就比较少。使用平常不惯用的手持握餐具时，还会给大脑传达一种暗示，中枢神经会发出指令来控制食量。不妨每一口食物都多咀嚼几次才咽下去，这样既有助于分解食物脂肪，又不会损失营养，还能减少肠胃负担、促进代谢，一举多得，何乐而不为？偶尔换手吃饭，还能锻炼大脑，使左脑、右脑更灵活、平衡呢！

你知道吗？保持良好的睡眠也能瘦身。多项研究发现，熬夜会让体内肾上腺素分泌过多，因此睡眠不足的人，食欲会变得特别好，时常会摄入更多的食物，当然不容易变瘦。睡眠的最佳时间是在晚上11点到隔天4点，这时身体会对内脏进行自我修复和调理，生长激素的分泌会变得旺盛，以加速脂肪的分解，因此身体在夜间的代谢最为活跃。所以，睡对了时间就能减肥。想想看，你坚持晚上11点前上床睡觉了吗？如果难以入睡，在睡前做20分钟瑜伽的放松练习或冥想吧，相信你很快就能安然入睡。

对于经常坐在办公室又不爱运动的美女们来说，泡澡是最好的养生减肥之道。尤其是手脚容易冰冷的人，泡个热水澡可以促进全身血液循环，改善虚胖体质。据研究统计，每泡澡20分钟所消耗的热量，相当于跑步18分钟。选用40~42℃的热水，每次浸泡4分钟，起身1分钟，反复进出20分钟，可以刺激交感神经，消耗更多的热量。如果想让瘦身效果更好，可以在浴盆中加入一些加速代谢的药草或精油，能使身体凭借药草或精油的功效完全地温暖起来，燃烧更多热量；在泡澡时配合拍打按摩，也能加强代谢功能。

　　如果你是淋浴，在洗澡时也可以配合按摩的手法来消除腹部脂肪：双手掌心涂上浴盐，以肚脐为中心，在腹部打一个问号，沿着问号按摩。先右侧，后左侧，各按摩30~50下，每天按摩1次。也可以在淋浴完毕后，在腹部涂上按摩霜，利用揉捏的动作帮助燃烧腹部脂肪。这些最常用的腹部按摩，能提高皮肤的温度，促进血液循环，促进肠道蠕动，消耗能量，让多余的水分和毒素排出体外。

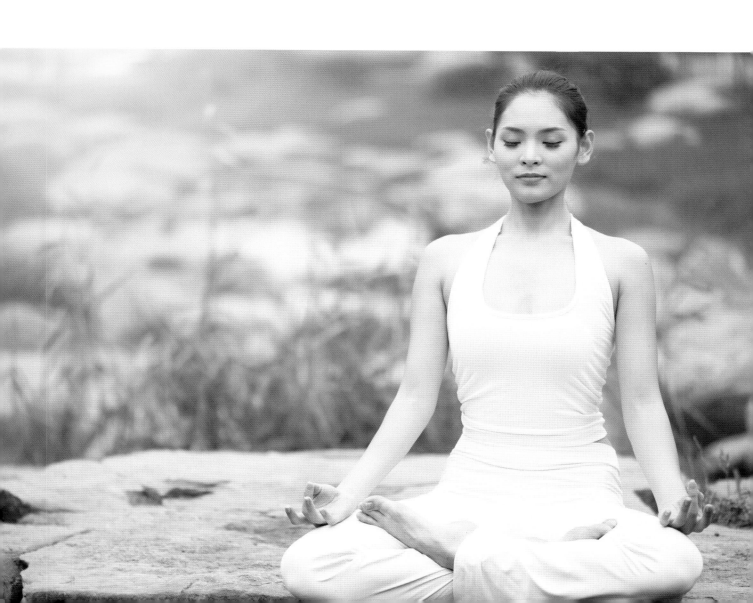

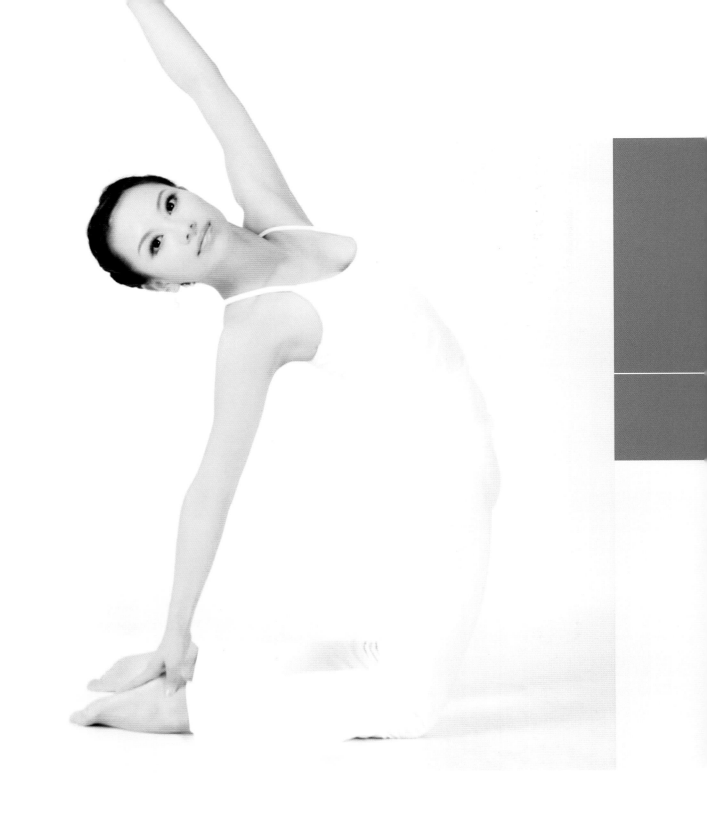

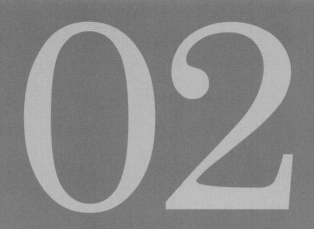

02

超简单的瑜伽瘦身入门基础课

夏天将至，意味着——

漂亮的凉鞋、飘逸的裙摆、甜蜜的香草冰激凌。

你喜悦又忐忑不安，你兴奋又有点患得患失。

随时能够丢开厚重的春装，

可经过一个冬天、一个春天积攒的赘肉呢，也能说抛弃就抛弃吗？

当然不能，脂肪可不是一天堆积而成的。

难道还要历史重演，一边自怨自艾，一边无所作为吗？

从最基础的瑜伽入门开始，踏出今夏瘦身纤体的第一步吧！

每天必做的热身练习
——初级拜日式

瑜伽的练习一般都由拜日式开始，它是最好的热身练习。通过一系列伸展、扭转和挤压动作，可以塑造平滑的腰侧肌肉，训练肢体的平衡感，让四肢更加匀称；还可以舒通全身筋骨，加快血液循环，提高新陈代谢，更好地燃烧脂肪。它还能增加身体的弹性与柔软度，改善骨骼功能，使体态更加优雅挺拔，让人由内到外感到轻松；更能让人精神饱满，更好地投入接下来的瘦身练习。

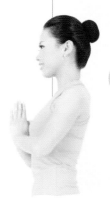

1 祈祷式： 站立，腰背挺直，双脚并拢，双手于胸前合十，拇指相扣抵住胸骨。保持3次呼吸。

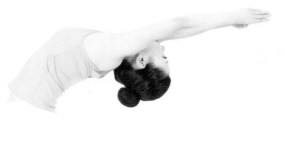

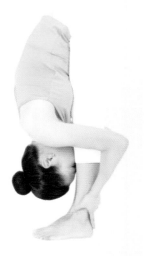

3 站立背部伸展式： 吸气，上身回正，呼气，手臂带动身体向前向下伸展，同时要保持背部伸直，双手握住双脚脚踝，脸靠近小腿。保持3次呼吸。

2 展臂式： 吸气，伸直双臂并向上举，边呼气边让上身向后伸展。保持2次呼吸。

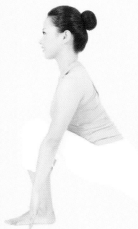

5 斜板式： 吸气，身体前倾，双手放于左脚两侧，呼气，左脚向后踏出至与右脚并拢，收紧臀部，胯部微微下沉，身体呈斜板状。保持2次呼吸。

4 起跑式： 吸气，仰起上身，微微屈膝，右脚向正后方大步踏出，让右膝盖以下全部着地，左小腿保持与地面垂直，边呼气，边将胯部向下沉，双手指尖尽量触及体侧的地面。保持2次呼吸。

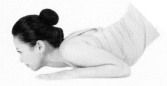

6 蛇击式： 呼气，弯曲肘部，把双膝、胸部、下巴贴在地面上，保持不动。此时双腿膝部以下完全贴地。保持3次呼吸。

7 眼镜蛇式： 吸气，伸直双腿，上半身沿着地面向前滑动，直到胯部接触到地面为止，头部向上伸展，让上半身向后仰，眼睛看向天花板，注意不要耸肩。保持2次呼吸。

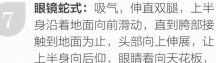

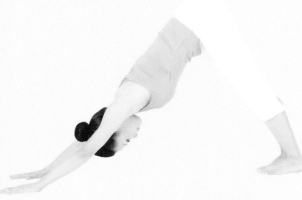

9 起跑式： 吸气，抬头，右腿向前迈一大步，使右小腿与地面垂直。左腿向正后方大步踏出，右膝盖以下着地，边呼气边使胯部下沉。让上身尽量后仰，眼睛看向上方，双臂指尖触地自然垂于身体两侧。保持2次呼吸。

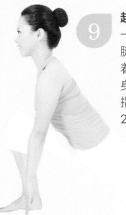

8 下犬式： 呼气，双脚脚掌贴地，抬起臀部，双手和双脚位置不动，伸直膝盖，让双肩向下压，尽量将额头和双脚脚后跟着地。身体呈倒"V"字形。保持3次呼吸。

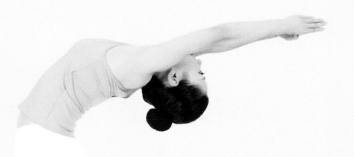

10 **站立背部伸展式：** 吸气，上半身回正，左腿向前踏回，与右腿并拢伸直，呼气，双手抱脚踝，尽量把脸靠近小腿。保持3次呼吸。

11 **展臂式：** 吸气，抬头尽量目视前方，1次呼吸（以防止起来时头部晕眩）后双臂向前伸直，呼气，带动上身向上并向后仰，伸展颈部。目视上方，保持2次呼吸。

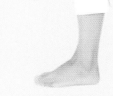

12 **祈祷式：** 吸气，手臂带动上身回到正中位置，边呼气边将双手手掌合十，放回胸前抵于胸骨。保持3次呼吸。

温馨提示　为了减少运动伤害及最大程度上受益，最好在每次练习纤体瑜伽前先完成初级拜日式练习。

练习"起跑式"时，先练习一边，再练习另一边，能更好地平衡双腿的力量。每个动作都控制在身体能够承受的范围内，感到累就休息。整套动作要流畅地进行，刚开始练习时速度应该缓慢，之后再逐渐加快速度。此外，这一系列的动作不适合患有高血压和心脏病的人练习。

二 肥胖的天敌
——瑜伽呼吸法

瑜伽的呼吸方式仿佛天生为纤体瘦身而存在：
腹式呼吸法能充分地打开横膈膜，
呼气和吸气都很彻底，在一呼一吸间，牵动腹壁，
锻炼腹部肌肉，按摩腹腔内的器官，加快全身的血液循环；
胸式呼吸能将体内废气彻底排出体外，
帮助肠胃蠕动，清除身体毒素；
完全式呼吸能将呼吸空气的量扩大3倍，让更多的新鲜氧气进入血液，
调节内分泌失调，从而燃烧更多的脂肪和热量。

腹式呼吸法 ● ● ●

腹式呼吸又叫横膈膜呼吸，练习时用肺的底部进行呼吸，感觉只有腹部在起伏，胸部相对不动。通过这种方式对吸入的气体进行控制，能使膈肌更为有力，让呼吸的时间和周期变得深长而有规律。一次吸气、呼气为一个调息周期。

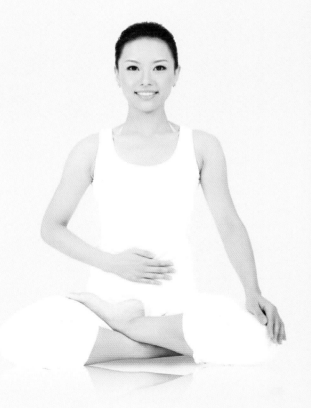

练习方法

选择一种舒适的瑜伽坐姿，腰背挺直。将手轻轻搭放在腹部，吸气时，用鼻子把新鲜空气缓慢深长地吸入肺的底部，随着吸气量的增加，胸部和腹部之间的横膈膜就向下降，腹内脏器下移，小腹会像气球一样慢慢鼓起。呼气时，腹部向内、朝脊椎方向收紧，横膈膜自然而然地升起，把肺内的浊气完全排出体外，内脏器官恢复原位。

胸式呼吸法 ● ●

　　胸式呼吸接近我们日常使用的呼吸方法，只是程度比日常呼吸更深长和专注。练习时，用肺部的中上部参与呼吸，感觉胸部、肋骨在起伏，腹部相对不动。胸式呼吸可以稳定情绪、平衡心态。

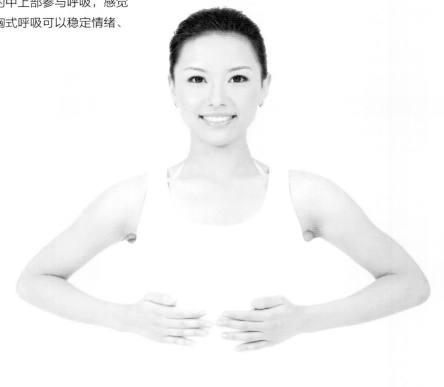

练习方法

　　选择一种舒适的瑜伽坐姿，腰背挺直。将手轻轻搭放在肋骨上，鼻子慢慢吸气，同时双手感觉肋骨向外扩张并向上提升，但不要让腹部扩张，腹部应保持平坦。再缓缓地呼气，把肺内浊气排出体外，肋骨向内收并向下沉。

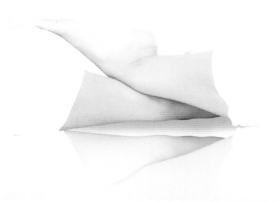

完全式呼吸法 ●●●

　　完全式呼吸是瑜伽调息及相对应收束法的基础，在熟练掌握了腹式呼吸和胸式呼吸后才可以练习完全式呼吸。呼吸时整个肺部参与呼吸运动，腹部、胸部乃至全身都能够感受到起伏。

温馨提示

　　意识到呼吸的重要性是练习瑜伽的第一步。但作为初学者，在练习过程中不要过于在意呼吸，把注意力集中在肌肉和身体的感受、体位的摆放和其他细节上，自然呼吸就好。当你已经熟悉了这些体位法，就可以尝试着利用这三种瑜伽呼吸法去控制呼吸了。当然，不练习瑜伽时也可以用瑜伽腹式呼吸法进行呼吸，当腹式呼吸已经成为一种习惯，你就算在睡梦中都能瘦身了。

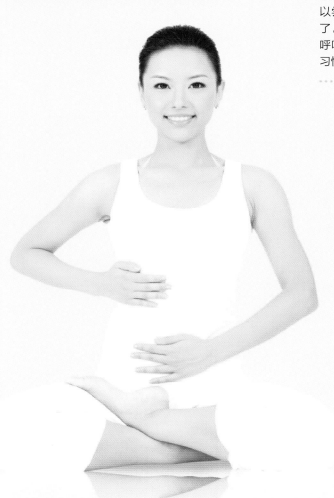

练习方法

　　右手搭放在肋骨上，左手搭放在腹部上。轻轻吸气时，首先把空气吸入到肺的底部，使腹部区域胀起。继续吸气，将气体慢慢填满胸腔。呼气，按相反的顺序，先放松胸部，然后放松腹部，尽量把气吐尽，然后有意识地使腹肌向内收紧，并温和地收缩胸腔。

三 | 冥想就能瘦
——瑜伽坐姿+手印，引领你进入冥想境界

如果说体位法是瑜伽的骨和肉，那么冥想就是瑜伽的灵魂。

"想一想就能瘦"的冥想魔力在第一章中已经讲过，

似睡未睡却头脑清明，

思虑浩瀚又不执拗于某项事物——这样的冥想境界应该怎么找寻？

配合以宁静、深绵的瑜伽呼吸，

再借助一些古老神秘的瑜伽坐姿和瑜伽手印，

能让你更好地找到冥想的感觉。

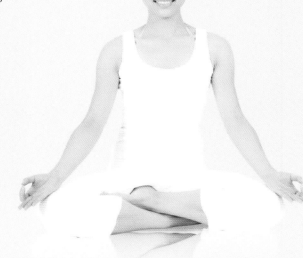

至善坐

练习方法

1.坐在地上，两腿并拢并同时向前伸直。

2.弯曲左小腿，使左脚的脚跟紧紧顶住会阴部；然后弯曲右小腿，把右脚脚跟放在左腿上，右脚脚掌则放在左腿的大腿与小腿之间。背、颈、头保持直立。

3.闭上眼睛，开始内视。内视就是在闭上眼睛之后用你的慧眼来看闭眼之后的一切。闭眼内视时，先让双眼凝视鼻尖的大概位置。有了一个目标后就会容易很多。

4.尽可能长时间地保持闭目内视的姿势，至于多长视个人情况而定。有些人刚开始只能坚持几分钟，当可以慢慢地静下心时，就可以坚持更长的时间了。静开眼睛后，放开双脚，休息几分钟，换另一条腿再做一次。

半莲花坐

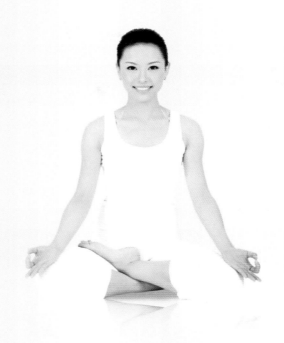

练习方法

1. 坐在地上，双腿并拢伸直。
2. 弯曲右腿，将右脚放于左大腿下。
3. 弯曲左腿，把左脚放在右大腿上。
4. 腰背挺直，双手以智慧手印放于双膝上，保持自然呼吸。

全莲花坐

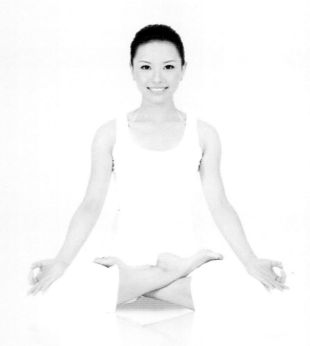

练习方法

1. 以半莲花坐为起始动作，然后将右脚搭放在左大腿根部。
2. 双手放在双膝上，掌心朝上，拇指与食指相扣，双肩保持放松。

束脚坐

练习方法

1. 坐在地上，双腿向前伸直。
2. 屈双膝收回双腿，双脚脚掌相对，双手交叉抓住双脚脚尖，腰部挺直。
3. 双腿放松，上下弹动膝盖。
4. 用双手的力量向下按压双膝，尽量把大腿平放在地上。

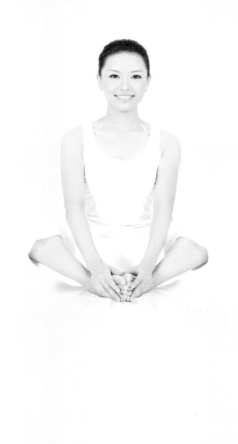 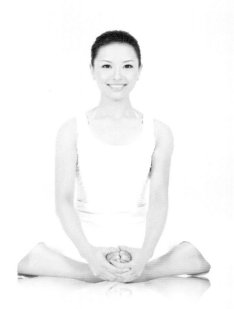

纤体秘密　　美女们，学会了这几种瑜伽坐姿，至少在模样上就能装扮出些清逸出尘的瑜伽气质。试想一下：双眼微闭，双腿盘起，静坐在光滑碧绿的山石上，白衣飘飘，而体内的脂肪正在燃烧。这几个瑜伽坐姿对柔韧骨盆、膝盖和灵活脚踝关节十分有益。对小腿神经有非常良好的按摩作用，还能防止内脏器官下垂，美化腿部线条。

你需要注意的是：刚开始练习时应以"短时多次"为宜，以免因为身体酸麻胀痛而产生退却之心。每次练习比上一次多坚持一会儿，慢慢就能感受到其中的乐趣了。

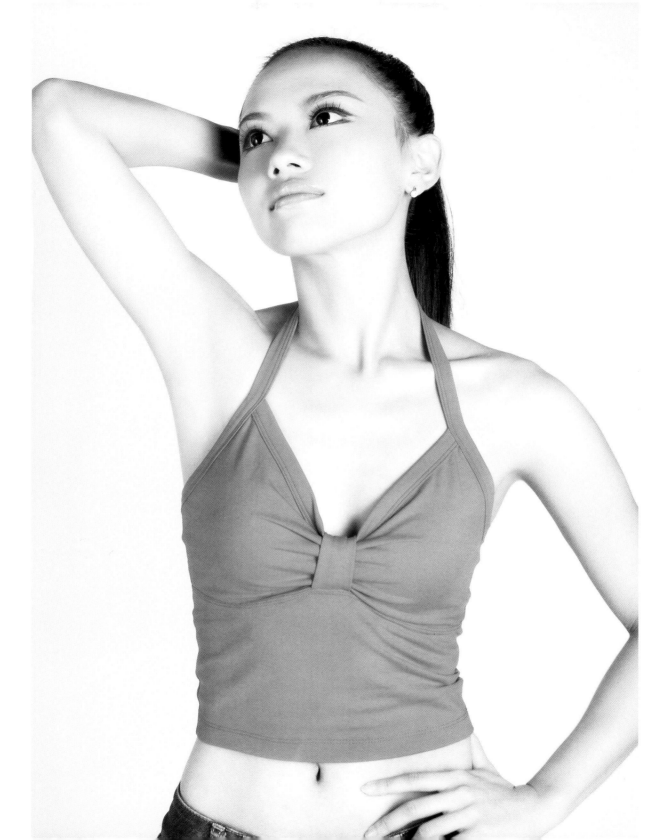

智慧手印

练习方法

1. 选择一种舒适的瑜伽坐姿坐好。
2. 双手摊放在双膝上，掌心向上。
3. 双手的拇指和食指相扣，其余手指自然放松。

生命手印

练习方法

1. 选择一种舒适的瑜伽坐姿坐好。
2. 双手摊放在双膝上，掌心朝上。
3. 将拇指、无名指、小指交接，其余手指自然平伸。

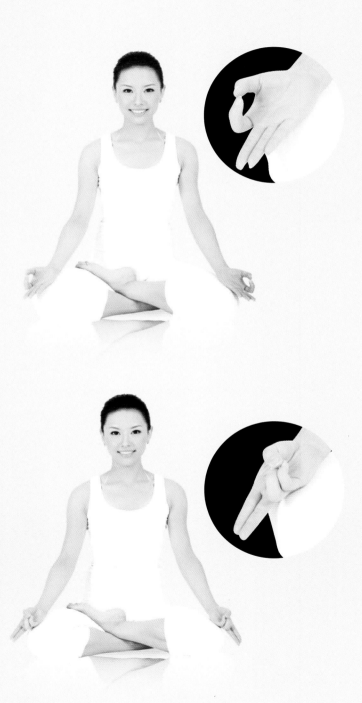

能量手印

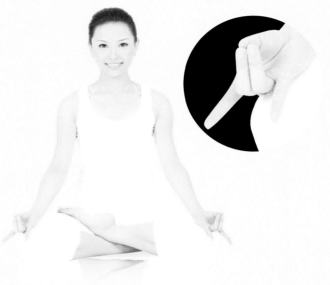

练习方法

1. 选择一种舒适的瑜伽坐姿坐好。
2. 双手摊放在双膝上，掌心朝上。
3. 将拇指、无名指和中指交接，其他手指平伸。

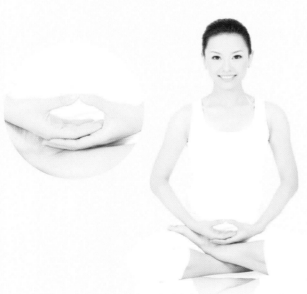

结定手印

练习方法

1. 选择一种舒适的瑜伽坐姿坐好。
2. 双手放在小腹前，掌心向上相叠成碗状，两拇指交接。

纤体秘密　　学会了静坐，只是开始了冥想的第一步。如果再加上几个典雅优美的瑜伽手印，是不是更有清丽脱俗的感觉呢？你看看，那些美女教练们都是这么做的。以上教给你的这4个手印是瑜伽手印中最古老、最优雅的手印，经常练习这些手印，能增加生命活力，排出体内毒素，改善肝脏功能，舒缓疲惫和紧张的身心，让你更快地进入冥想的境界。你要做的不过是：放松，放松，再放松……但切记，腰背要挺直。

四 | 持续瘦身的绝佳时机
——运动后的瑜伽放松术

做完运动后，你通常都想干什么？

先别急着洗澡或休息，

否则你会错过一个持续瘦身的绝佳机会。

知道吗，任何纤体运动发挥最大功效时，

往往是在其最放松的时候，瑜伽也是如此。

想要最大限度地实现瘦身效果，你需要放松，

让你的肌肉在最轻松的状态下充分回收运动能量，

更彻底地燃烧脂肪。

放松、深呼吸，静静地感受自己的脂肪一点点在减少。

仰卧放松式

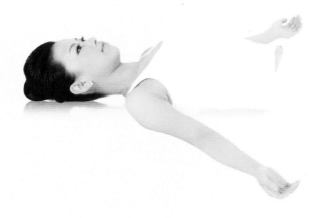
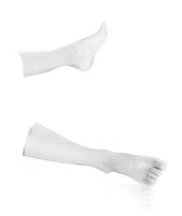

练习方法

平躺在床上或地面上，头摆正，后脑勺触地。闭上双眼，双脚分开与肩同宽，脚尖略朝外展。双臂自然在身体两侧摊开，手掌向上。全身完全放松，进行缓慢而深长的呼吸。

鱼戏式

练习方法

身体向右侧侧卧，右臂伸直，将头枕在右上臂上，左手自然放于体侧或体前。弯曲左腿，使左大腿与右腿垂直，左脚放于身体前地面上。全身放松，自然而均匀地呼吸。

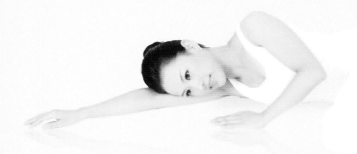

婴儿式

练习方法

跪坐，臀部坐在双脚脚后跟上，然后上半身向前俯身，直至额头触及膝盖前的地面。当额头触地时，把头偏左侧，右侧脸颊贴地休息。双臂自然放于身体两侧，掌心向上。

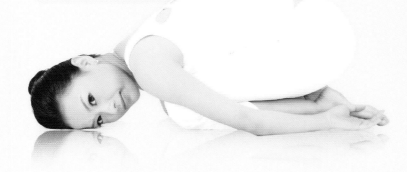

温馨提示

仰卧放松式是最常见的放松姿势，身体完全静止，精神却停留在"不完全的静止"状态充分放松，却不能沉睡，这可是很难拿捏的。不可思议的是：这个过程会消耗数量惊人的热量。鱼戏式能使腹部得到温和的按摩，让肠道得到伸展，促进消化过程，有助于消除消化不良和便秘，帮助排毒。练习婴儿式时，膝盖蜷缩在腹部下面，对背部肌肉和脊椎能起到很好的放松作用，能迅速减轻压力，轻松告别压力性肥胖。放松练习时，配合以腹式呼吸，能使效果更显著。

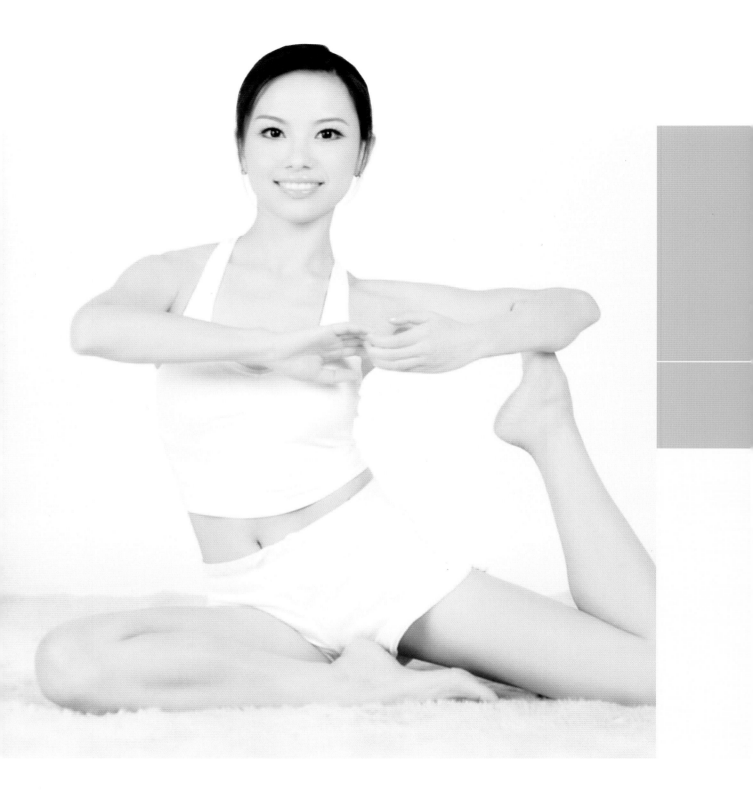

03

从头到脚的完美瘦身瑜伽

现代美女只是关注胸围、腰围、臀围吗?

NO!旧三围已经不足以满足女人对美的追求。

我们要挑战的还有腿围,都要达标才行。

就算这些都可用衣装遮掩,

可嘟嘟脸、男人肩、蝴蝶袖却无处躲藏。

难道要永远躲在长袖宽袍之中吗?

你的细腰牛仔裤、优雅小旗袍、性感比基尼呢?

从现在开始认真执行这些专门为你设计的瘦身方案,

将恼人的赘肉从头到脚一一击碎,

一个月瘦5千克真的不是梦!

瘦脸7式
——养成巴掌小脸美人

你还捧着那张胖胖的脸，对着洗手间里的镜子声声叹息吗？

"没事，多可爱啊！""红润润的，够喜庆！""得了啊，姐儿们，白里透红的，知足吧！"

闺蜜们、同事们施展百般解数宽慰你。

别被这些温馨的话语冲昏了头，因为——可爱=长不大，喜庆=不性感，知足=等着胖吧。

我们再也不是十六七岁的小丫头，属于现阶段这个年龄的美，应该是精致的、娇媚的、性感的。

瘦身，从脸开始。跟着教练一起练习瑜伽瘦脸操，

大饼脸走开，双下巴走开，大小脸走开……

拒绝大饼脸，增强面部立体感——面部狮子式、穴位按压式 ● ● ●

面部狮子式

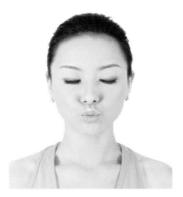 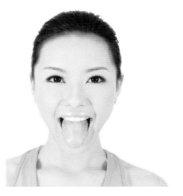

1 慢慢收紧面部所有的肌肉，紧紧地闭上眼睛，闭嘴，让自己的嘴唇努力向上撇。

2 张嘴，将眼睛尽量张得大一些，将舌头用力向外伸。收回舌头，放松，反复练习。

练习要诀

练习之前要保持面部表情的放松，练习时将每个动作保持10秒钟，均匀呼吸，重复练习5次。

瘦脸魔法

可不要小看这个练习，虽然它像做鬼脸一样简单，却拥有非常不错的瘦脸效果。它能使五官各处的腺体都得到按摩，充分活动面部肌肉，收紧脸部肌肤并增加其弹性。尤其对面部两颊的肌肉，更有提拉紧致的功效，每天坚持练习3次，能明显地改善面部线条。

穴位按压式

练习要诀

　　穴位按压的力道可不是越大越好哟！按压时要掌握好指尖的力度，不要因过分用力而损伤了娇媚的容颜。面部表情越放松，按压的效果就越好。

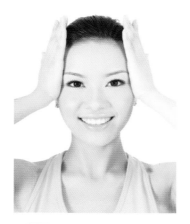

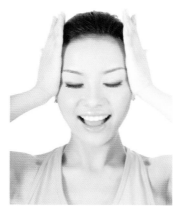

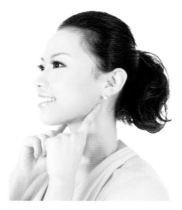

1 用双手手掌根部按住太阳穴3~5秒钟。

2 呼气，两掌向中间按压并将嘴张开。

3 吸气，手掌放松，反复练习5~6次。双手食指指尖从耳根开始按压到下巴，持续大约10秒钟。

瘦脸魔法　　以适中的指尖力度对穴位进行按压，能刺激面部神经，促进血液循环，加速面部毒素的排出，让脸部肌肤扫去暗沉。而在张嘴、闭嘴之间，口腔的运动带动收缩面部肌肉，更能改善面部轮廓，紧致整体线条，让你面如桃花般粉嫩细滑。

消除双下巴，练成明星级小脸——面部瑜伽3式

(动作一)

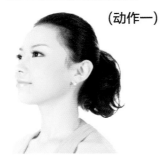 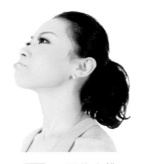

1 把脸微微仰起，但头不要抬得太高。

2 下唇往上推，确使下巴上呈现梅干表皮的褶皱状。保持5秒钟后恢复自然表情。重复练习5次。

(动作二)

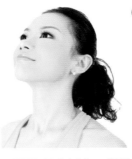 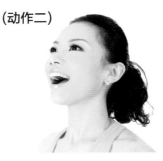

1 腰背挺直，慢慢仰起头。

2 嘴巴张大，嘴角微微用力，保持5秒钟。保持仰头的状态，意识集中在下巴以下的肌肉上，然后慢慢合上嘴巴，恢复自然状态。重复练习5次。

(动作三)

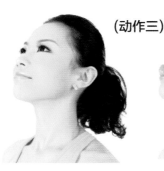 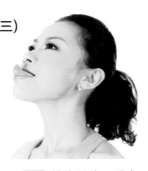

1 腰背挺直，慢慢仰起头。

2 伸出舌头，舌尖尽量往鼻尖方向靠拢。至极限处保持5秒钟，再慢慢收回舌头，恢复自然表情。重复练习5次。

练习要诀

你知道吗，出现双下巴也许并不是因为胖，可能是因为下巴皮肤松弛。所以，就算是瘦人的下巴也有可能慢慢下垂，严重点还会导致漂亮的鹅蛋脸变成四方脸。因此，你要认真检查侧脸线条，坚持做每一个保持脸型的练习。

瘦脸魔法 只要你稍稍胖一点，下巴就会以变形表示抗议！而一旦出现双下巴，就能让你显得比实际体重胖了3~5千克。这3个看起来虽然超级简单的瘦脸瑜伽动作，却能轻易地活动到你下巴上的腭肌、二腹肌和腭舌骨肌，轻轻松松地赶跑双下巴儿。

告别大小脸，让脸部左右对称——面部瑜伽2式

练习要诀

你吃饭时是否偏爱用某侧的牙齿？
喜欢躺着看书？总习惯侧脸睡觉？坐
着的时候总是歪着脸？留侧刘海儿，
头成天歪向一边？别以为这些都是小
问题，这些不经意养成的习惯才是造
成大小脸的罪魁祸首。除了要用面部
瑜伽改善已经存在的问题，纠正这些
不正确的生活恶习更是当务之急。

瘦脸魔法 对着镜子仔细看看，是
否一边脸稍大，另一边脸稍
小？如果任其发展，想想5
年后你将会变成什么样子？
快用这两个面部瑜伽动作来拯救不对称
的大小脸吧！它们能充分锻炼面部的颊
肌，使面部保持对称，纠正和改善已经
出现的面部不平衡。此外，锻炼这两处
肌肉还有助于造就完美笑容。

（动作一）

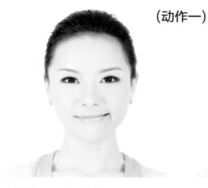 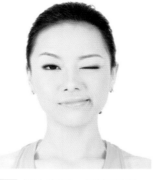

1 只用半边脸微笑，左侧嘴
角微微上扬。

2 闭上左眼，保持5秒钟。
恢复自然表情，然后用
右眼做同样的动作。

（动作二）

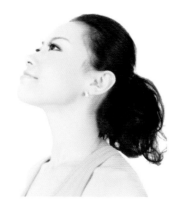 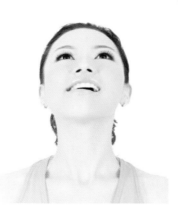 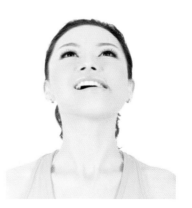

1 头微微仰起，下巴轻轻
向前突起。

2 将突起的下巴向右水平
移动，保持5秒钟后还原。

3 再将突起的下巴向左水
平移动，保持3秒钟后恢
复自然表情。

二 美颈3式
——紧致天鹅美颈的诱惑

颈如蜻蜓，细长白皙，弧线优美。

每每看到这些优雅的词汇，都让我们咬牙切齿。

为什么不能用在我身上？为什么曾经的天鹅美颈一去不复返？

夏天就要到了，不可能将"丰润"到令人惋惜的颈部永远埋藏在高领之下。

暴露还是隐藏？视线转移还是停留？

最担心的还是，不仅仅"丰润"，它还"沧桑"。

那些讨厌的家伙们说："数一数女人颈部的褶皱，就知道她衰老的程度。"

光滑的颈部可以是一个女人骄傲的资本。

亡羊补牢，为时不晚。

从现在开始补救吧，美颈瑜伽3式，为你的颈部抹去时间的痕迹！

让脖子更颀长——天线式

美颈魔法

头部向后仰、向前抬的动作，能很好地放松和舒展颈部，让颈部肌肉、神经和韧带得到充分的按摩和运动，有效消除颈部细纹，让美颈光滑细长。

带动双臂运动，消除上臂多余的赘肉。

胸部得到一定程度的舒展，可以增加肺活量，矫正驼背，预防乳房下垂。

拉伸腰腹部肌肉群，能有效地消除胀气，燃烧多余脂肪。

练习要诀

练习时请将意识集中于颈部，想象大自然的元气从指间吸入你的身体，缓缓地在体内循环，滋润全身。颈部后仰的时候需要注意自我的承受力，不需要一下子就跟教练动作一致，循序渐进即可。

按压双腿肌肉，伸展膝盖韧带，可美化腿部线条。

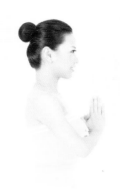

1 跪坐，腰背挺直，双手于胸前合十。

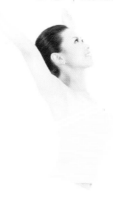

2 吸气，将双手缓缓举高，双臂尽量向上伸展，掌心向前，呼气，放松双手力量，手臂张开与肩同宽，目视上方，意识集中在双手的指尖上。

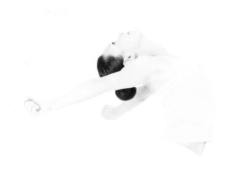

3 吸气，从拇指至小指依序握拳，双手下压，头向后仰，挺胸保持顺畅呼吸。

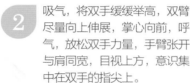

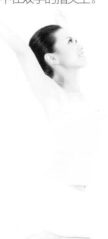

4 呼气，双手交叉相握于背部，身体往前下压，双臂向上举高，额头着地，下颚放置于双膝之前，腰背保持挺直，保持数秒。

5 吸气，身体抬高，双臂与两掌松开举高，放松身体。

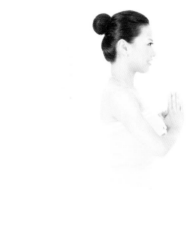

6 身体恢复至起始跪姿。

预防松弛，去颈纹——颈部按摩功 ● ● ●

美颈魔法

低头、仰头的动作可以不断拉伸斜角肌、颈夹肌等颈部肌肉，塑造修长迷人的颈部线条。

用搓热的双掌按摩颈部，可以促进颈部毛细血管微循环，滋养颈部肌肤，预防及减少细纹的产生，时刻保持颈部肌肤的光滑与弹性。

练习要诀

按摩颈部时，双手动作要轻柔而缓慢，这样才能充分滋养我们的颈部肌肤。每当掌心热量消退时，再次搓热继续练习。可重复该练习3~5次。

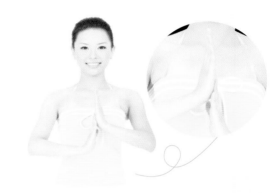

1 选择一个舒适的坐姿坐好，将双手掌心在胸前快速搓热。

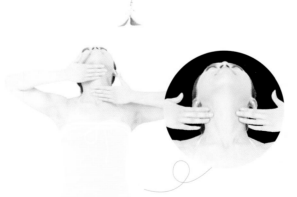

2 将搓热的掌心贴在颈部，双掌按照由下而上、由中间到两边的顺序按摩颈部前侧。

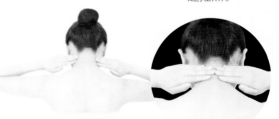

3 再次搓热掌心，微微低头，双掌从中间向两边按摩颈部后侧。

瘦出性感锁骨——鱼式 ● ● ●

美颈
魔法

练习要诀

如果在完成最后的动作时，若无法抬高双腿，可以让双腿保持贴地伸展，只需保持胸腔的抬起及颈部的伸展即可。为确保美颈的效果，在最后一个动作上应保持2~3次呼吸，并随着熟练程度的增强，逐步递增练习次数。

抬高的胸腔会使呼吸更加深入，充分燃烧脖子以下的脂肪，更能突显锁骨的纤细和性感。

鱼式能拉伸颈项，让颈部紧实、没有赘肉，进一步打造优雅和完美的颈部线条。

锻炼双膝、大腿和背部的肌肉群，并收紧臀部。

帮助腰腹部囤积脂肪的快速燃烧，加强腹部肌肉力量，消除腰腹部多余赘肉。

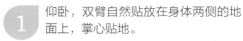

1 仰卧，双臂自然贴放在身体两侧的地面上，掌心贴地。

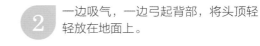

2 一边吸气，一边弓起背部，将头顶轻轻放在地面上。

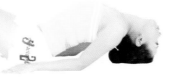

3 双腿伸直并拢，向上抬起，与地面成45度角，保持数秒。

4 呼气，放松四肢，身体慢慢还原。

三 | 舒肩5式
——极力打造美人肩

喜欢吃着薯片躺在电脑椅上看好莱坞大片，喜欢喝一口酸奶翻一页最新的时尚杂志，

那些女星模特们微微前倾的肩膀，总给人无限慵懒、无限性感的感觉。

圆润的肩膀略带些尖尖的瘦削感，这是现在最流行的肩形。

唉，回头再看看酸奶和薯片，心中充满了无限的罪恶感。

那些精致的计算公式告诉我们：标准的肩宽和身高的比例是1:4，

偷偷打量了一下自己……

大概、也许、恐怕是没戏了。

但没关系，就算先天因素不能改变，我们也可以通过自己的后天努力，

至少让视觉效果上更接近黄金比例。

调整肩部线条，摆脱宽肩烦恼
——半月式 + 手触趾式 ● ●

瘦肩
魔法

对肩部肌肉的拉伸能有效燃烧肩头和上臂部的脂肪，使肩部线条更匀称。

拉伸腰腹部的肌肉群，有效歼灭小肚腩。

身体在完全后仰时充分运动后背肌肉群，有助于美化腰背整体曲线。

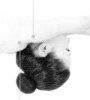

此组合式向四个方向弯曲练习的动作，能充分活动肩胛骨和肩部关节的各个部位，使血液更好地滋养肩膀区域。

练习要诀

　　双臂带动身体向左、右、前、后弯腰时，手肘和膝盖都要绷直，不能弯曲；身体不要过分倾斜，以免摔倒；一定不要屏气，自然呼吸即可；有眩晕症者、高血压患者、低血压患者以及背部有问题的人，在练习前需预先咨询医生。

舒展双腿后侧肌肉，提伸臀大肌，优化下半身曲线，提升个人气质。

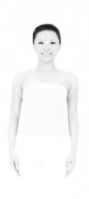

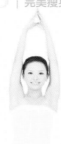

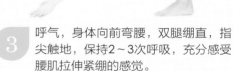

1 站姿，双腿伸直并拢，腰背挺直，目视前方，双臂自然垂放于体侧，掌心向内。

2 吸气，双手指尖相对，双臂伸直，高举过头顶。

3 呼气，身体向前弯腰，双腿绷直，指尖触地，保持2～3次呼吸，充分感受腰肌拉伸紧绷的感觉。

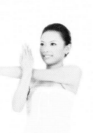

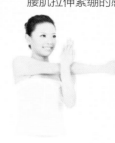

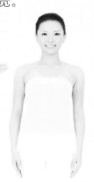

4 吸气，上半身回正，呼气，双臂带动上半身向上向后伸展，头部后仰，保持2～3次呼吸。

5 呼气，身体回正，左臂贴紧在肩前，尽量向右后方拉伸，右臂弯曲放于左手肘处加以固定。

6 双手臂交换方向进行重复练习。

7 呼气，放松，双臂带动身体恢复至基本站姿。

拒绝魁梧，打造瘦削美人肩——加强站立背部伸展式＋加强侧角扭转式 ● ● ●

瘦肩魔法

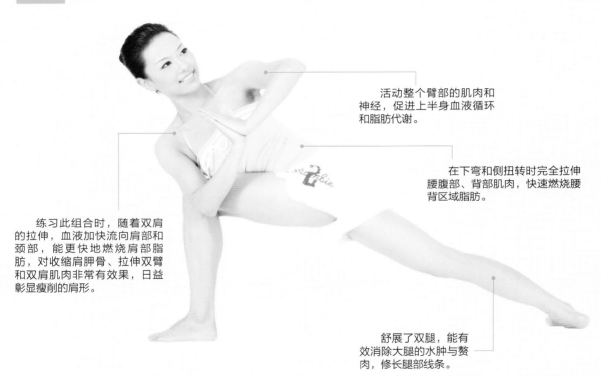

活动整个臂部的肌肉和神经，促进上半身血液循环和脂肪代谢。

在下弯和侧扭转时完全拉伸腰腹部、背部肌肉，快速燃烧腰背区域脂肪。

练习此组合时，随着双肩的拉伸，血液加快流向肩部和颈部，能更快地燃烧肩部脂肪，对收缩肩胛骨、拉伸双臂和双肩肌肉非常有效果，日益彰显瘦削的肩形。

舒展了双腿，能有效消除大腿的水肿与赘肉，修长腿部线条。

练习要诀

在练习过程中，双腿始终保持笔直，不要弯曲膝盖。身体前屈时，尽量伸展脊椎，头部尽量贴近两腿之间；重心放在两腿上，而不是头上。扭转身体的动作要尽量缓慢，膝盖的弯曲度不要小于90度。

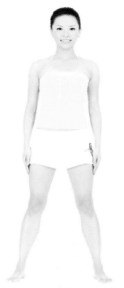

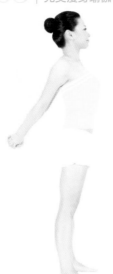

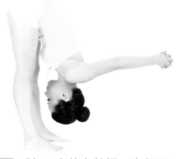

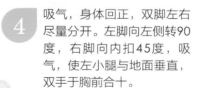

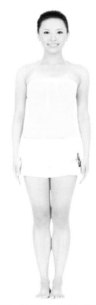

1 站立，双脚分开与肩同宽，双臂自然垂于体侧。

2 吸气，双手在背后十指相扣。双臂向后绷直，双手距离臀部约10厘米。

3 呼气，身体向前倾，头向下垂，贴近双小腿之间。尽量把双臂向前伸展，保持数秒，深长均匀地呼吸。

4 吸气，身体回正，双脚左右尽量分开。左脚向左侧转90度，右脚向内扣45度，吸气，使左小腿与地面垂直，双手于胸前合十。

5 呼气，头部随着身体朝左后侧扭转，双掌依旧合十。

6 吸气，保持数秒，身体恢复起始站姿，换另一侧练习。

瑜伽
让你完美瘦身

预防"五十肩"，灵活肩关节——牛面式 ● ●

瘦肩魔法

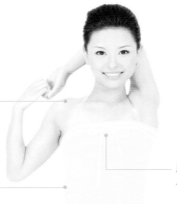

这个双手背后互握的体式能充分收紧后侧肩胛骨、拉伸前侧肩关节，缓解肩部肌肉的酸痛和紧张。

扩张胸部，使胸部得到更好的按摩，促进乳腺排毒。

伸展背阔肌，运动背部不经常能得到活动的肌肉群，紧实背部线条。

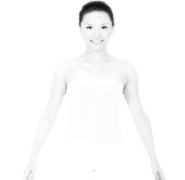

1 腰背挺直跪坐于地，双臂自然下垂，指尖点地。

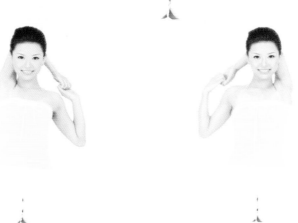

2 右臂高举过头，屈肘，肘尖正对后脑勺，指尖朝下。弯曲左肘，指尖朝上，于左肩处使右手手指能和左手手指相扣。

3 正常呼吸，保持这个姿势5～20秒钟。然后放开双肘，换个方向重复此动作，使左右手于右肩处上下相扣。

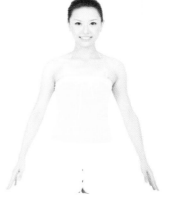

4 双臂自然下垂，身体恢复到初始姿势。

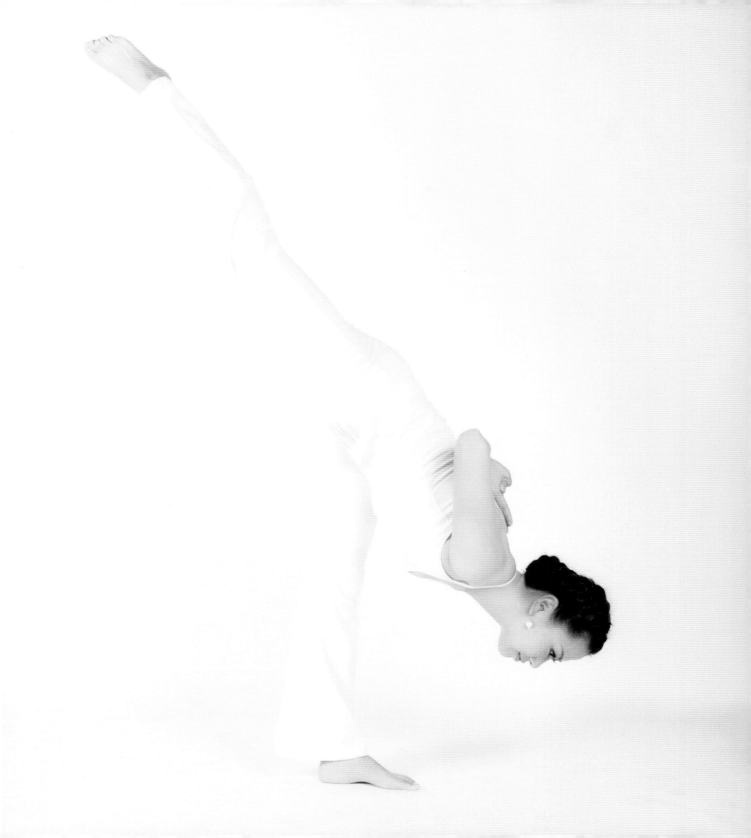

四 | 美背4式
——最是背影摇曳的风情

看看这个人多胖，坐在那里显得有些驼背，其实这人年龄并不大，怎么会这样呢？

是这个人背部脂肪太多，所以显得有些臃肿和苍老罢了。

无论胸罩的样子多么可爱，一旦将你的背部勒成上下两个突起的部分，就会让你无比难堪⋯⋯

而那漂亮的蝴蝶骨，永远是露背装炫耀的资本。

拥有美丽的蝴蝶骨，穿上深"V"字露背装——这，是否曾是你的梦想？

背肌细腻、线条优美、皮肤光洁⋯⋯

那背影摇曳的万种风情，对男性而言，更是有种无以言喻的致命诱惑力。

而这一切，你都值得拥有！

燃烧后背脂肪，不再虎背熊腰——起飞式 ● ● ●

美背魔法

按摩背部肌肉群，消除后背多余脂肪，滋养脊柱，矫正驼背等不良姿态。

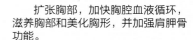

练习要诀

在练习时，不要把重心错误地放在脚跟上，这样会阻碍身体平衡，而且会导致胃部突起，降低身体和精神的敏感度。应充分感受来自腰背的紧绷感和肌肉群的伸展，感觉自己像一只将要起飞的小鸟。

加强腿部肌肉力量，增强掌握平衡和集中精力的能力。

扩张胸部，加快胸腔血液循环，滋养胸部和美化胸形，并加强肩胛骨功能。

帮助腰腹部囤积脂肪的快速燃烧，加强腹部肌肉力量，歼灭腰腹部多余赘肉。

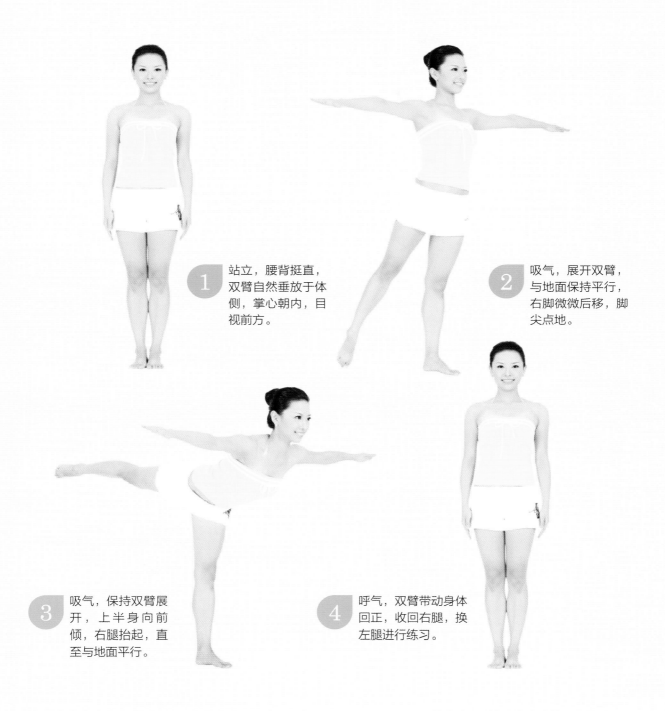

1 站立，腰背挺直，双臂自然垂放于体侧，掌心朝内，目视前方。

2 吸气，展开双臂，与地面保持平行，右脚微微后移，脚尖点地。

3 吸气，保持双臂展开，上半身向前倾，右腿抬起，直至与地面平行。

4 呼气，双臂带动身体回正，收回右腿，换左腿进行练习。

练出美丽"蝴蝶骨" ——鸟王式 ● ● ●

美背魔法

肩胛骨一张一合，充分燃烧上背部的脂肪，让蝴蝶骨日益明显。

挤压并按摩腹腔脏器，加速腰腹部的血液循环及代谢。

双臂反复环绕时，可以加强肩部的灵活性。

单脚站立是锻炼平衡感和协调感的极佳姿势，可完善女性体态。

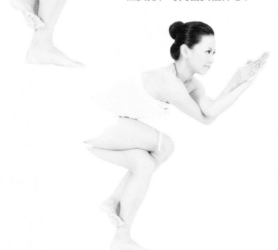

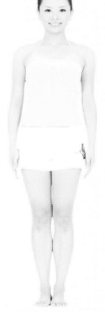

练习要诀

双臂环绕的动作一定要交替进行，以保证双臂和双肩的平衡伸展。如果你的膝关节僵硬，用脚背钩住小腿有困难的话，可将腿跨过另一条腿并将脚尖点地即可。平衡能力不佳者，也可以坐在椅子上练习以维持身体的平衡。

1 站立，左臂上右臂下，双臂相绕，双掌相对。

2 弯曲双腿，右小腿跨过左膝，右脚脚背钩住左腿小腿肚，吸气，目视前方。呼气，屈左膝，上身向前倾，腹部贴大腿。目视前方，保持这个动作3次呼吸。

3 放松，身体恢复至初始姿势，换另一条腿进行练习。

美化背部线条——幻椅式 ●●●

美背魔法

练习要诀

手臂伸直，肘部不要弯曲。屈膝时双腿尽量并拢，如果并拢时无法站稳，也可以将双腿微微分开，但必须尽量扩展胸部，保持脊椎挺直。尽量边呼气边让双肩向后打开，有助于提升胸部，进一步美化背部曲线。

舒展肩部，有效缓解肩颈疲劳。

能纠正平时不正确的背部姿势，调整脊椎之间的排列，使脊椎充分体现出正常的四个生理弯曲，让背部呈现一种有柔和美感的自然曲线。

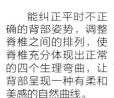

拉伸臀大肌，美化臀部线条。

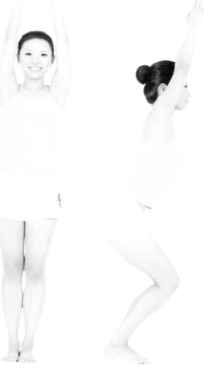

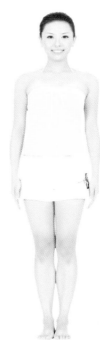

加强了双腿肌肉的力量，使双腿的整体线条更为柔美和紧致。

1 站立，吸气，双臂高举过头顶，双手合十，指尖相扣，双臂向上夹紧双耳，腰背挺直，目视前方。

2 呼气，屈膝，放低躯干，就好像要坐在一张椅子上一样。正常呼吸，保持这个姿势30秒钟。

3 放下双臂，伸直双腿，身体恢复至站立。

强壮脊柱，美丽背部要挺直

——战士式组合 ■ ● ●

美背
魔法

双臂在上举的过程中
得到了充分的锻炼，有效
消除手臂"拜拜肉"。

扩展胸部能增加肺活
量，预防乳房下垂。

增强背部力量，消
除紧张和纠正不正确的
驼背、溜肩等姿势。

充分拉伸了脊柱，纠
正脊柱弯曲与双肩下垂，
促进脊柱健康。

双腿肌肉得到锻
炼，变得更为柔韧和
紧致。

练习要诀

　　屈膝时，大腿与小腿成90度角；同时上身保持与地面垂直，不可向前或向后倾。每次呼气时，试着将身体下沉，将力量均匀地分布在腿部。练习时，将意识集中在背部的绷紧和手臂的伸展上。

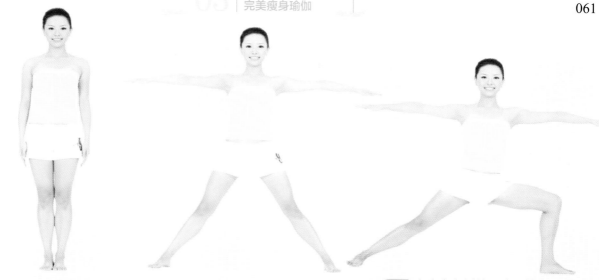

1　站立，双腿伸直并拢，双臂自然垂于体侧，掌心向内。

2　双脚左右尽量分开，双臂向两侧打开呈一条直线。

3　左脚向左侧转90度，使左小腿与地面垂直，左大腿与左小腿垂直，双臂向左右两侧延伸。

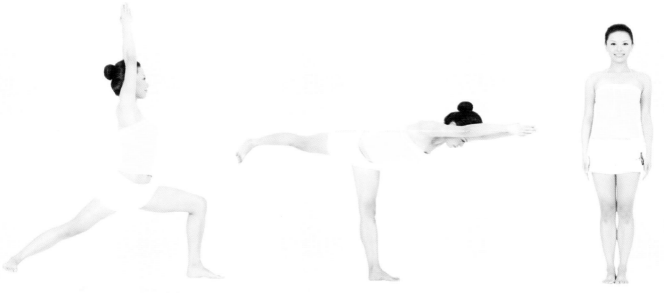

4　吸气，双臂上举过头顶，双手合十。呼气，上半身朝左转，使脸、胸部和左膝保持与左脚同一方向。

5　呼气，上半身向前倾，伸直左腿，双臂并拢伸直、向前伸展。吸气，右腿抬起，直至与地面保持平行。

6　呼气，双臂自然下垂，掌心轻贴大腿两侧，换另一侧做同样的练习。

五 纤臂4式
——雕塑第一眼性感

完美的上臂围应该是大腿围的一半，是身高的16%。

漂亮的手臂应该是圆润、纤细而细腻的，你的手臂"达标"了吗？

不要试图自欺欺人了，如果你打算遮遮掩掩，让手臂不见阳光，

你将被所有的时装设计师抛弃，因为袖子是设计师夏天里最先剪掉的部分。

如果我们从不进行针对手臂的练习，手臂肌肉将以每年0.225千克的速度减少，

我们的手臂将越来越衰老，越来越扁平。

如果不考虑为肥胖的手臂减肥，那么每一次投向它们的视线都会被横向扩张，

让我们看上去至少比实际体重胖了2~4千克。

赶快用纤臂瑜伽重塑第一眼性感，让我们的手臂线条重现流畅吧！

纤细双臂——直角式 ■ ● ●

纤臂魔法

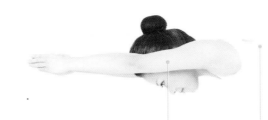

拉伸手臂肌肉的形状，加快双臂血液循环及双臂脂肪的燃烧速度，让光滑的手臂变得更加灵活自如。

锻炼和增强背部肌肉的力量和弹性，使腰背肌肉更为紧实。

加强了双腿韧带力量，美化了大腿后侧的肌肉线条。

练习要诀

在动作保持时，始终绷直双腿，将身体的重心放在脚掌上，有助于保持身体的稳定。

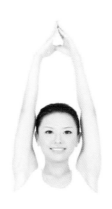

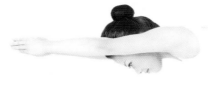

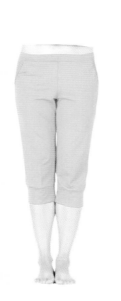

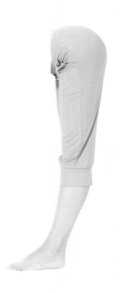

1 站立，腰背挺直，双脚伸直并拢。吸气，抬高双臂，双手手掌在头顶相贴，十指指尖朝上。

2 呼气，双臂带动上半身向前向下伸展，直至与地面平行，使整个身体成直角。保持这个姿势3～5次呼吸，然后将身体还原。

赶跑"蝴蝶袖"——摩天式 ● ●

纤臂魔法

双臂向上伸展的动作最能燃烧上臂两侧的脂肪，在双臂一上一下、一收一放的动作中拉伸上臂肌肉纤维，双效阻击蝴蝶袖。

练习要诀

在上半身向下倾斜时，背部不要弓起，上半身应平行于地面。同时腹部要收紧，双腿伸直，膝盖不要弯曲，始终保持双臂肌肉的紧张感。

全身的拉伸能滋养脊椎，美化后腰肌肉群线条。

脚跟离地时拉伸腿部肌肉，塑造腿部流畅、紧致的线条。

充分锻炼胸部，有效防止乳房下垂。

按摩腹部脏器，收紧腹部肌肉，对腹直肌和肠道有益，有助于缓解便秘。

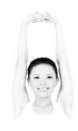

2 吸气，踮起脚尖，身体尽量向上伸展，感受整个背部的延伸，保持数秒。

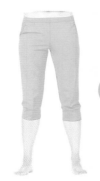

1 站立，腰背挺直，双腿分开与肩同宽。双手十指交叉，双臂竖直上举，掌心翻转朝上。

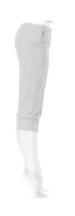

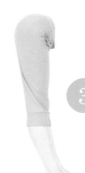

3 呼气，脚跟落地，双臂带动上半身向前向下伸展，直至与地面平行，使整个身体成直角。掌心朝向身体正前方，保持数秒后还原。

美化手臂线条——跪立侧伸展式

纤臂魔法

手臂伸展到极限，可牵引到肩部的三角肌，消除肱二头肌、肱三头肌部位多余的赘肉，雕塑出瘦削的肩膀和纤细的美臂。

练习要诀

在整个动作过程中，腹部、臀部以及背部肌肉都应保持收缩。侧身翻转时，骨盆要保持面向正前方，避免扭转。每一次伸展手臂时，都应当使手臂伸展到极限，感受到指尖有微微的热度。

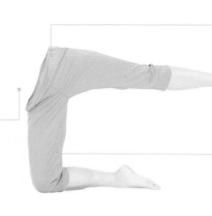

活动髋部，带动骨盆运动，有效预防骨盆歪斜。

腰腹部扭转时可刺激腹腔，按摩脾脏和肝脏，可提高肠胃消化功能。

加快双腿的血液循环，加强双腿肌肉的力量，改善腿部静脉曲张。

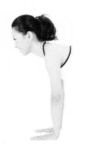 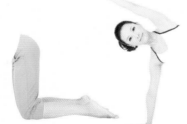 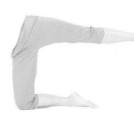

1 跪立，双臂、双大腿分开约一肩宽，且都垂直于地面。

2 吸气，整个上半身朝左侧上方翻转，左腿伸直，脚尖朝外展。左手臂朝着头部方向伸至极限。

3 抬起左腿，使其与地面平行，且与左臂在一条直线上，目视左上方。均匀呼吸，保持数秒。呼气，左腿和左臂缓缓放下，身体还原至初始姿势。换另一边练习。

促进腋下淋巴循环——鹤禅式 ○ ● ○

纤臂魔法

考验平衡力和意志力，带动两侧腰肌运动，加强了肌肉群的力量和弹性。

这个动作非常考验双臂的力量，对女生而言尤其艰难。当把大腿放在上臂外侧上部时，初次练习者可将脚跟抬起，以便更好地掌握动作要领。如果实在无法完成，可跳过不练，以免受伤。

身体前倾时促进血液循环至颈部及大脑，有助于消除紧张、失眠、头痛等。

绷紧双腿肌肉，柔化大小腿线条。

刺激到腋下的淋巴系统，促进淋巴液的循环，从而使双臂乃至整个上半身残余的水分更好地排出，减轻水肿性双臂肥胖的现象。

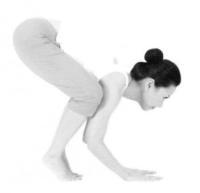

1 蹲姿，双腿分开，弯曲膝盖，上半身下压前倾，臀部抬至成为身体最高点。双臂放在双腿内侧，掌心于脚前贴地。双腿放在双臂外侧的上端。

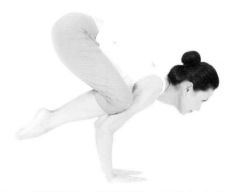

2 吸气，目视前方，双脚离地，膝盖加大弯曲幅度，用双臂撑起身体并控制身体平衡。保持数秒，呼气，身体还原。

六 美胸4式
——塑造魅力胸部

邻居家的妹妹一直嚷嚷要减肥，减肥药、刮油茶、吸脂术、针灸法轮番上阵，

终于减掉5千克赘肉，她却怎么也开心不起来。

因为瘦下去的不仅是小肚腩，还有那曾经傲然挺立的双乳。

直降两个罩杯，多么得不偿失。

大可不必如此，谁说瘦身就一定会瘦胸呢？

纤体瑜伽美胸法则，4个体式为你全面考量，

我们的目标是：没有下垂，保持挺立，誓守紧致，消灭副乳！

使胸部丰满——小云雀式

练习要诀

在练习的过程中要保持手臂的笔直状态，后仰时注意身体的承受能力，意志力集中在胸部即可。

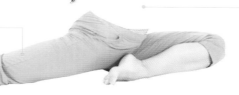

胸部得到完全的扩展，能提高乳房承托力，预防乳房下垂，在伸展身体前侧肌肉群的同时美化胸部整体曲线，增强胸部肌肤弹性。

拉伸双臂，消除多余的赘肉。

充分拉伸双腿和脚趾，加速腿部脂肪的燃烧，美化双腿整体线条。

按摩腹部器官，加速腰腹部脂肪燃烧，促进消化系统运作，消除胀气，缓解消化不良和便秘。

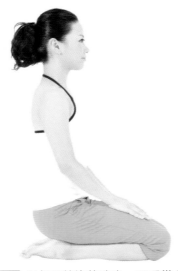

1 以舒服的姿势跪坐，双手掌心
朝下放于大腿上，目视前方。

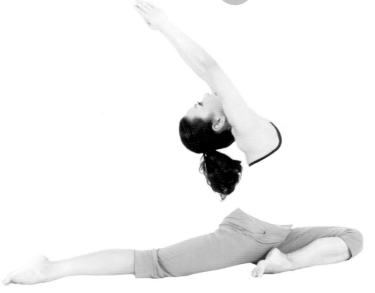

2 吸气，左脚脚后跟收至会阴处，右腿自然向外后侧
打开，双臂掌心相对并拢带动身体向后仰，手臂保
持笔直，保持数秒。

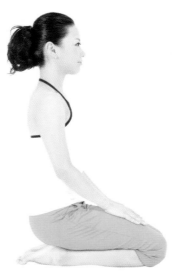

3 呼气，身体恢复至起始跪姿，
换另一侧进行同样的练习。

矫正胸形，预防下垂
——坐山式 ● ●●

**美胸
魔法**

双手高举过头顶，吸气、抬头
的动作，能提升横膈膜，给双乳一
个向上的牵引力，有助于提升胸
部，有效防止乳房下垂。

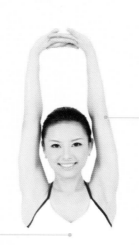

充分拉伸手臂，从而
锻炼整个手臂的肌肉。

练习要诀

在整个动作过程中，都要保持背部
的挺直，双膝触地，这样能更好地提升
胸部以取得最好的练习效果。

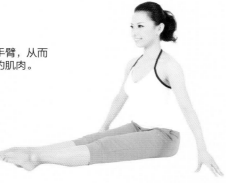

灵活膝关节，加强
双腿肌肉群力量，美化
双腿线条。

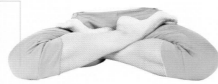

1 长坐，双腿向前伸直，腰背挺
直，双手放在臀部外侧的地面
上，目视前方。

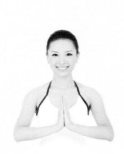

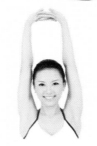

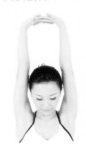

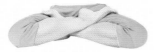

2 以全莲花坐坐好，双手于胸前
合十。

3 吸气，十指相交，双臂高举过
头顶，尽量向上伸展，掌心
朝上。

4 呼气，低头，下巴尽量靠近锁
骨，背部挺直。保持片刻恢复
至基本坐姿。

预防胸部外扩——鸟王式变体

美胸魔法

双臂交叉环绕时，胸部会不由自主地向内夹紧，能让胸部更加集中，防止外扩。

加强胸肌的力量，使胸肌给乳房组织提供足够的力量支撑，帮助乳房维持挺拔上翘。

柔化脊椎，美化后背整体线条。

按摩腹部器官，提升下垂的腹部脏器，保养卵巢。

灵活膝关节，加强双腿肌肉群的力量，美化双腿线条。

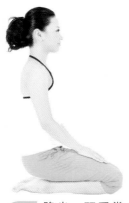

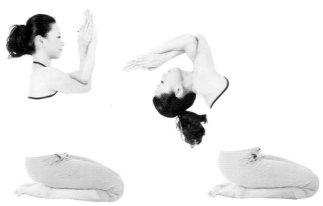

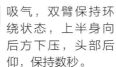

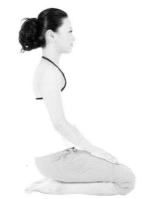

1　跪坐，双手掌心朝下放于大腿上，目视前方。

2　左臂上右臂下，双臂交绕，双掌相对。

3　吸气，双臂保持环绕状态，上半身向后方下压，头部后仰，保持数秒。

4　呼气，上半身回正，身体恢复至初始跪姿。

消灭副乳——卧英雄式

美胸魔法

练习要诀

除了先天因素，副乳多是因穿衣不当引起。一旦有了副乳，千万不要挤压，在选择胸罩时要选择大小合适的款式，即使穿无袖上衣，也不要选择过窄的胸罩。

双臂头顶方向抱肘伸展的动作，能十分有效地拉伸腋下及胸部两侧的肌肉。

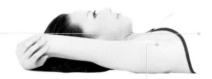

腋下的肌肉会有轻微的灼热感，对消除非先天性乳房组织异位所引起的副乳极有帮助。

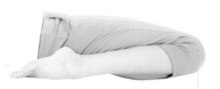

灵活膝关节，加强双腿肌肉群的力量，美化双腿线条。

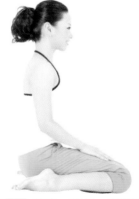

1 跪坐，吸气，臀部坐在两脚之间的地上，手臂自然放于大腿上。

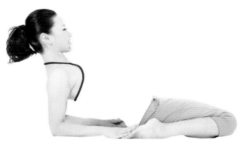

2 呼气，身体向后仰，双臂手肘弯曲，手掌贴于脚掌上，手臂与地面保持垂直。

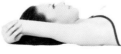

3 逐步将后脑勺、背部放在地面上。双臂伸展过头，弯曲双肘，前臂于头顶上方交叠。

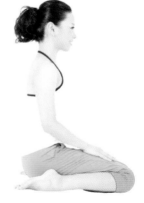

4 自然呼吸，保持上述姿势数秒后，上身缓缓抬离地面，身体还原。

七 | 瘦腰4式
——"小妖精"速成

男生最在意女生身体的曲线排名中，排在NO.1的是腰部曲线。

你的男友温柔体贴又善解人意，总是安慰你："没关系，我喜欢你丰腴点，肉乎乎的多可爱。"

他是疼惜你没错，但千万别把这话太当真，如果他真的不介意，又怎么会对着"小妖精"发呆？

夏天将至，总得露点什么。

你怎么甘心让自己没有纤腰呢？

如果没有纤腰，衣架上那些剪裁立体的时装卖给谁呢？

如果没有纤腰，怎么敢穿着泳衣，尽情享受阳光与海滩呢？

纤体瑜伽瘦腰4式，让你告别粗线条，然后，尽情地摇曳身姿，在火辣夏日展现你的魅惑"腰"娆吧！

舒展腰部肌肉——猫式 ● ● ●

瘦腰魔法

放松肩颈和脊柱，让身心处于放松、精神处于愉悦的状态，浑身上下都散发着舒适的感觉，能减压助眠。

拉伸背肌和脊柱，消除背部僵硬和疲劳，使脊柱更富有弹性。

按摩腹部脏器，收紧腰腹肌肉，激发腰腹部力量，加速脂肪的代谢。

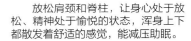

补养和强化神经系统，改善全身血液循环，改善消化系统功能。

加强双臂和双腿的承重力，柔化四肢线条。

练习要诀

脖子要尽量抬高，但不是过分向后弯曲颈部。腹部尽量向下沉，但当身体感觉疼痛时就立刻停止。动作要配合呼吸，并充分感受后腰的伸展和压缩。

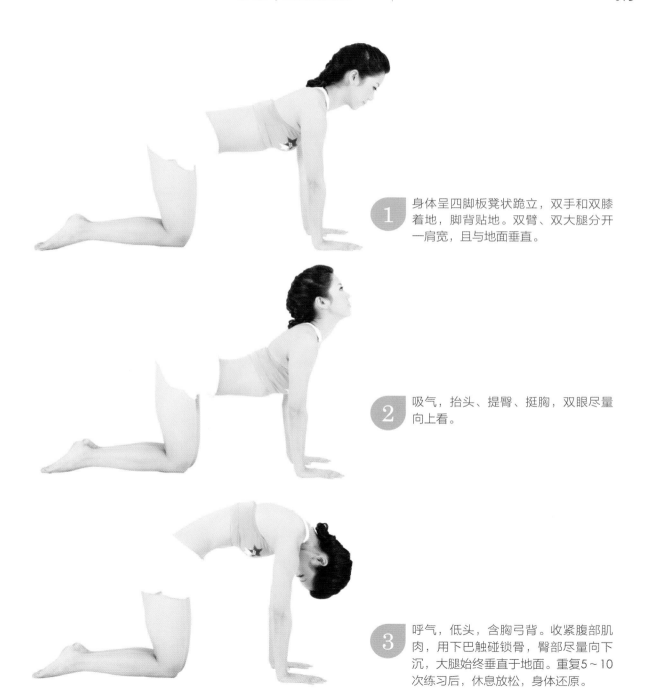

1 身体呈四脚板凳状跪立，双手和双膝着地，脚背贴地。双臂、双大腿分开一肩宽，且与地面垂直。

2 吸气，抬头、提臀、挺胸，双眼尽量向上看。

3 呼气，低头，含胸弓背。收紧腹部肌肉，用下巴触碰锁骨，臀部尽量向下沉，大腿始终垂直于地面。重复5～10次练习后，休息放松，身体还原。

努力修炼小蛮腰——三角伸展式 ● ● ●

瘦腰
魔法

拉伸手臂肌肉，有效消除多余赘肉。

充分地活动了腰背不经常
能得到运动的肌肉群，美化并
收紧后背线条。

弯腰到极限能极大限度地
消耗腰部热量，更能充分调动
腰围区域的肌肉，燃烧腰部脂
肪，消除赘肉。

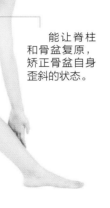

能让脊柱
和骨盆复原，
矫正骨盆自身
歪斜的状态。

舒展了双腿，能有效消除大腿的
水肿与赘肉，修长腿部线条。

练习要诀

身体向一侧弯腰时，要保持整个身体在同一平面上，双
臂始终垂直于地面，均匀地呼吸，感受侧腰部位的伸展。完
成最后动作时，保持3次呼吸后，再做另一侧练习。

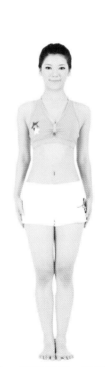

1 站立，双脚并拢，双臂自然
垂于体侧，掌心向内，腰背
挺直，目视前方。

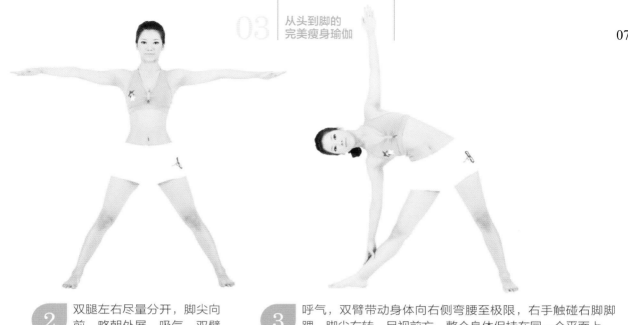

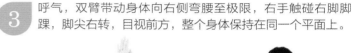

2 双腿左右尽量分开，脚尖向前，略朝外展。吸气，双臂平举，与肩膀呈一条直线，膝部绷直。

3 呼气，双臂带动身体向右侧弯腰至极限，右手触碰右脚脚踝，脚尖右转，目视前方，整个身体保持在同一个平面上。

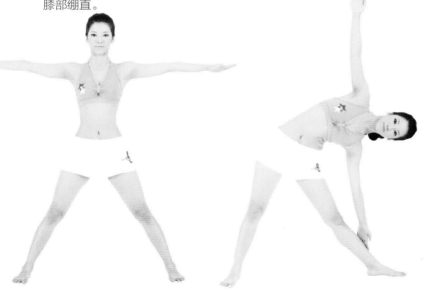

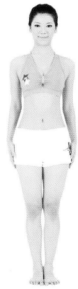

4 吸气，起身，恢复双臂平举姿势，换另一边练习。

5 呼气，双臂带动身体向左侧弯腰至极限，左手触碰左脚脚踝，脚尖左转，目视前方，整个身体保持在同一个平面上。

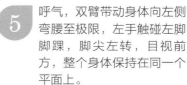

6 呼气，收拢双腿，双臂自然下垂，身体恢复至初始姿势。

减去腰部两侧赘肉——坐立扭转式 ● ● ●

瘦腰
魔法

舒缓轻微的背痛，预防驼背和腰部风湿痛等问题。

最大限度地锻炼腰部的所有肌肉，按摩肠胃器官，消除便秘，消减腹部及腰部两侧的脂肪，从而塑造出迷人的腰部曲线。

帮助骨盆恢复原位。

在扭转的过程中增强脊柱的柔韧性，保持脊柱和附近肌肉群的弹性。

灵活膝关节，拉伸双腿肌肉群，紧致双腿整体曲线，有效缓解水肿和静脉曲张。

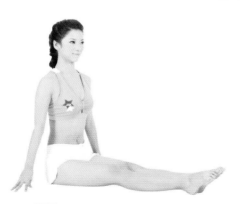

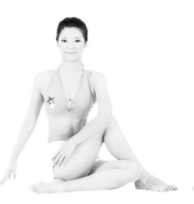

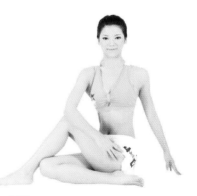

1 长坐，双腿向前伸直，保持腰背挺直，双手放在臀部外侧的地面上，目视前方。

2 吸气，右脚跨过左膝平放在地上，右脚掌贴地，左脚收至臀下。呼气，身体向右后侧扭转，右肩向后打开，头转向右后侧，保持3次呼吸。

3 吸气，挺直脊椎。换另一边练习。呼气放松，身体恢复至初始姿势。

使腰部柔韧、灵活——单手骆驼式 ○ ● ●

瘦腰魔法

扩胸的同时还能增加肺活量，矫正驼背，预防乳房下垂，使脊柱更柔韧。

加强腹肌力量，加快燃烧腰腹部脂肪。

充分拉伸背部肌肉群，美化后背肌肉线条。

伸展骨盆，调理腹腔脏器，促进消化，缓解便秘，保养女性生殖系统。

使臀大肌得到锻炼，防止臀部下垂而松垮。

感觉来自双腿和双臂的拉伸，加速四肢的血液循环以及毒素排出，疏通淋巴系统，有效甩掉多余赘肉。

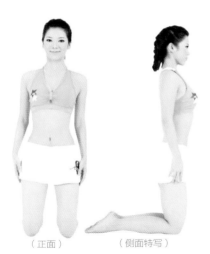

（正面） （侧面特写）

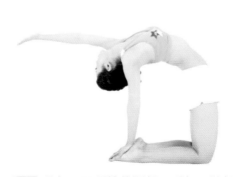

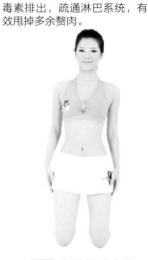

1 跪立，双腿分开与肩同宽，双臂自然垂放于体侧，腰背挺直，目视前方。

2 吸气，双手扶住腰部，呼气，髋部前送，脊椎向后弯曲，身体慢慢向后仰。放松头部，头向后仰，右手扶在右脚脚掌上，左臂向上伸展，尽量使大腿与地面垂直。自然呼吸，保持数秒。

3 左臂带动身体回正，换另一侧进行练习。

八 | 平腹4式
——小肚腩拜拜

那些曾经的低腰裤、露脐装、比基尼，是不是被你偷偷地藏在衣柜里？

收藏回忆，却总是不忍翻阅。

让你羡慕不已的大明星詹妮弗·洛佩兹，十年如一日地在舞台上风光无限。

我们自己呢？

被厚厚的脂肪排挤得只剩一条缝的肚脐，

难道就这么看着"皮皱、肉松、小肚腩"而无动于衷？

"必须得露点什么"的愿望一直在心里蠢蠢欲动，

想要重新拥有平坦结实、腹肌隐现的迷人美腹吗？

是时候开始行动了！

快速燃脂，消减小肚腩——仰卧双腿抬立式

平腹魔法

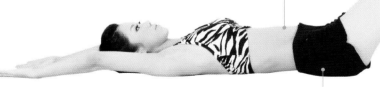

有效按摩腹部器官，滋养内部脏器，提高消化功能，快速歼灭腰腹部脂肪。

加强双腿肌肉的力量，使双腿的整体线条更为柔美。

放松髋部，使骨盆得到更好的放松与调整。

练习要诀

　　腰部不适者不宜勉强做这个动作。若双腿上举过高时有不适感，可适当屈腿以降低难度。练习过程中保持自然呼吸，呼气时注意收缩腹部肌肉。

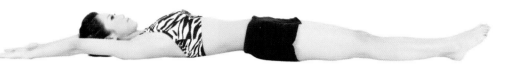

1 仰卧，身体贴紧地面，两腿伸直绷紧，手臂上举过头顶贴地，掌心朝上。

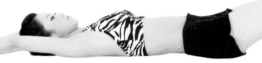

2 双腿伸直，慢慢向上提起，与地面约成45度角。正常呼吸，保持此姿势约20秒钟。

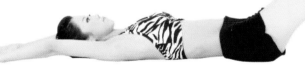

3 双腿继续上举，与地面约成60度角，保持自然的呼吸。

4 双腿持续上抬，直至与地面垂直，维持此姿势约40秒钟。呼气，将双腿慢慢放回地面，身体恢复至初始姿势。

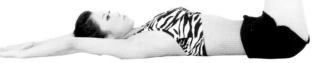

让腹部肌肉更柔韧——步步莲花 ● ● ●

练习要诀

在整个练习的过程中，记住放松上半身，动作进行时腹部应用力内收。腿部伸展动作的大小以摇晃上半身为准。

平腹魔法

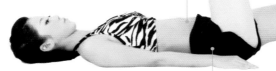

拉伸小腿肌肉，减轻因静脉曲张所引起的疼痛和压迫感。

按摩腹部器官，加速腰腹部脂肪的燃烧，促进消化系统运作，消除胀气，缓解消化不良和便秘。

充分地活动了臀部和大腿的肌肉群，使下半身曲线更为柔美。

加强骨盆区域的支撑能力，有效预防骨盆倾斜。

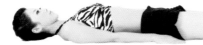

1 仰卧，双手自然放于身体两侧，掌心贴地。

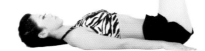

2 吸气，双腿竖直上举，直到与地面垂直。

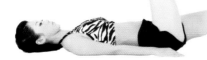

3 呼气，左腿绷直下落，直至与地面成30度角。右腿屈膝，大小腿呈直角状，大腿向胸口方向弯曲靠拢。

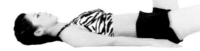

4 吸气，双腿交换动作，右腿向斜上方伸直，左腿屈膝向胸口方向弯曲。自然呼吸，双腿轮替，如蹬自行车。呼气，双腿慢慢落地，伸直并拢，身体仰卧休息，恢复至初始姿势。

按摩腹部器官，增强腹部功能——船式 ● ● ●

平腹魔法

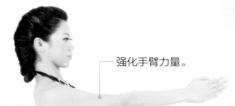

强化手臂力量。

刺激双侧肺部，增强肺活量。

有效地加强腰腹部的肌肉力量，拉伸和按摩腹部器官，使腰腹部肌肉更紧实。

锻炼双膝、大腿和背部的肌肉群，收紧臀部。

活动后腰和骨盆关节，给骨盆输送健康的血液。

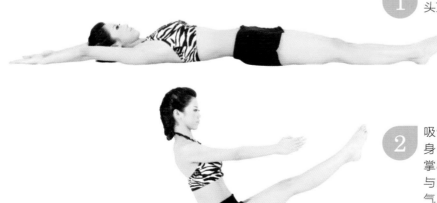

1 仰卧，双腿并拢伸直，手臂上举过头顶贴地，掌心朝上。

2 吸气，用腹肌的力量带动头部、上身、双臂同时抬起，双臂侧平举，掌心相对。双腿伸直，并拢上提，与地面成45度角。保持数秒。呼气，身体还原。

加速肠胃排毒，预防便秘——仰卧单腿除气式

平腹
魔法

练习要诀

当下巴接触膝盖时，双肩离地，但另一条腿不要抬离地面。练习时左右各做一遍，最终动作上保持3~5次呼吸。

拉伸和放松脊柱与后腰。

调节女性生殖系统。

按摩腹部脏器，缓解胀气、小腹痉挛和便秘，加速腰腹部脂肪的燃烧，加强髋部和腹部肌肉的力量。

1 仰卧，双腿伸直，双臂放在身体两侧，掌心贴地。

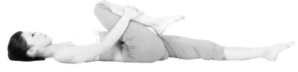

2 吸气，屈右膝，双手十指交叉，抱住右小腿。

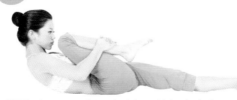

3 右腿尽量靠近胸腹部，抬起上半身，用下巴去触碰右膝盖。

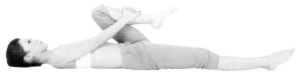

4 呼气，身体慢慢恢复至初始姿势。换左腿进行练习。

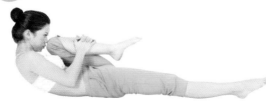

5 吸气，左腿尽量靠近胸腹部，抬起上半身，用下巴去触碰左膝盖。

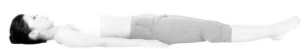

6 呼气，身体恢复至仰卧。

九 塑臀4式
——轻松拥有小翘臀

超级名模辛迪·克劳馥的臀部上了杂志的封面，当记者们追问她为什么要"露"时，她很坦然：

"我的身体就是我的品牌，我要把它当做公司来经营。"

说到底，她之所以对自己的臀部如此自信，是因为她相信这件"商品"足够完美。

哪个女生不想拥有这样"惊心动魄"的实力呢？

臀部是性感的重要组件，美臀更是一种绝妙诱惑！

倘若脸蛋儿不够倾国倾城，至少要让我们的臀部拥有更多"表情"，

一个紧致挺翘的性感臀部，一样能够"勾魂摄魄"。

别以为那些好莱坞甜姐儿的美臀都是天生的，她们对臀部的雕琢和呵护，远远超出你的想象。

而练习瑜伽，正是她们秘而不宣的法宝之一。

击碎臀部肥厚的噩梦——飞蝗虫式 ● ● ●

练习要诀

腿部上举的时候要尽量向上和向外伸，收紧双腿肌肉，从而拉伸腰部，以达到最好的效果，另外，双臂也要配合完全伸展开来。

塑臀魔法

双腿上抬的姿势带来的爆发力能让臀部紧致，改变肌肉松弛现象，而且能使下垂的臀部得到提升。

充分锻炼臀大肌，有效地刺激臀后脂肪群，促进脂肪的分解和燃烧，臀部肥大的练习者特别要多加练习。

充分拉伸手臂，从而锻炼整个手臂的肌肉。

上半身在上抬离地的时候也充分拉伸到了脊椎和后腰，以此增强该区域的弹力和柔韧性，缓解坐骨神经痛。

按摩骨盆区域，消除腰腹部多余的赘肉，加强肌肉群力量。

 俯卧，下巴抵住地面，双腿伸直并拢，双手手掌贴地放于两侧。

2 吸气，双臂带动上半身尽量向后方拉伸，抬头，尽量让胸部离地，同时抬起下肢，让身体头部和腿部翘起，保持数秒。呼气，放松，身体恢复至初始姿势。

均衡骨盆，告别扁平臀——坐角扭转式 ● ●

塑臀魔法

手臂带动身体扭转的动作能均衡骨盆，强健胯部，收紧臀肌，帮助塑造流畅、挺翘的臀部曲线。

双臂拉伸运动，消除上臂多余的赘肉。

双腿的肌肉和韧带都将受到强而有力的拉伸，能有效减少大腿脂肪。

腹部的血液循环正在加速，矫正骨盆，能使腹部器官得到很好的挤压和按摩。

1 坐在地上，两腿伸直且大大分开，腰背挺直，吸气，两臂打开平举且与地面平行。

2 呼气，将上身转向左方，右手握住左脚脚背，左臂向后方伸展。同时，胸部贴近左大腿，将头部转向左后方，双眼目视左手指尖。

3 保持一段时间，身体恢复正中位置，双手轻搭膝盖上。休息片刻，换另一边练习。

练习要诀

拉伸脊椎，膝盖下压。转动和延伸的动作一定要由腰部和髋部带领。如双腿分开呈一条直线较为困难，那么根据身体条件分到最大极限即可。

对抗地心引力，让臀部上翘——虎式 ●●●

**塑臀
魔法**

练习要诀

练习过程中，保持双肩的放松，不要耸肩，不要向外翻转髋部，使髋部与地面平行。并将注意力集中在臀部，充分体会臀部肌肉收紧的感觉。

身体上下绷紧时拉伸整片背肌肌肉群，活动脊柱的各个关节，强化后背线条。

通过上下抬腿的动作能不断重复伸展和收缩臀小肌和股方肌，消除臀部多余脂肪，提升臀部且美化臀部。

臀部肌肉群得到充分的上提和拉升，使臀部整体上翘，线条更加紧实动人。

双臂作为支撑点，得到极大的力量锻炼。

最大限度地按摩腹部器官，增强消化系统功能，加速毒素的排出，锻炼腰腹部肌肉群。

双腿在支撑和最大限度上抬的过程中得到了充分的收紧和活动，使肌肉群力量增强。

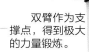

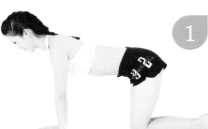

1 身体呈四脚板凳状跪立，双手和双膝着地，脚背贴地。双臂、双大腿分开一肩宽，且与地面垂直。

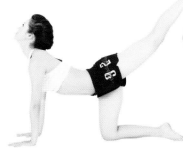

2 吸气，抬头、塌腰、提臀的同时左腿向后蹬出，尽量抬高左腿，身体重心上提。

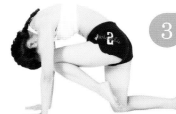

3 呼气，低头，收缩腹部，用左膝盖去触碰鼻尖。保持3次自然呼吸。

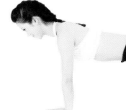

4 身体恢复至初始姿势，换另一侧继续练习。

紧致臀围，提高臀位线——全蝗虫式

塑臀魔法

身体上下绷紧时拉伸了整片背部肌肉群，活动脊柱的各个关节，强化背部线条。

臀部收紧的力量能打造出结实的臀部肌肉，充分锻炼臀大肌，能有效提高臀围线、防止臀部下垂，并能缓解轻微的坐骨神经痛。

有效地锻炼腰腹肌肉群，释放多余的热量，有助于美化腰腹部线条。

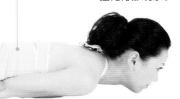

1 俯卧，下巴点地，双臂放于身体两侧，双手置于小腹下，掌背贴小腹。

2 吸气，臀部夹紧，双腿并拢且尽可能地抬高，保持数秒。

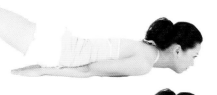

3 呼气，双腿轻轻放回地面，做下一次练习。

十 美腿4式
——秀出修长圆润大腿

清凉摇曳，裙裾飞扬的季节，怎忍心一直将双腿藏在直筒牛仔裤之下？

美腿的第一标准自然就是修长，但腿不够长就不敢秀？

谁说腿不够长就不能修炼出美腿？

只要大腿圆润均匀、肌肤细腻莹润，没有多余的赘肉，没有一丝的橘皮纹，

就算不是高挑名模，也能秀出玲珑、秀出性感。

皮肤的部分交给内在调理和护肤品，赘肉的部分当然交给瑜伽来解决。

从前到后、从内侧到外部线条的全面瘦腿攻略，让你再也不会错过下个夏天！

美化腿部线条——平衡组合式 ● ● ●

美腿魔法

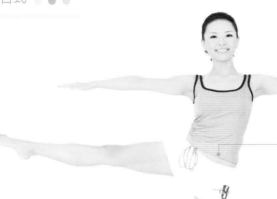

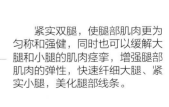

能按摩腹部脏器，收紧腹部肌肉，对腹直肌和肠道有益，有助于缓解便秘。

紧实双腿，使腿部肌肉更为匀称和强健，同时也可以缓解大腿和小腿的肌肉痉挛，增强腿部肌肉的弹性，快速纤细大腿、紧实小腿，美化腿部线条。

练习要诀

腿部上举的时候要尽量向上和向外伸，收紧双腿肌肉，从而拉伸腰部，以达到最好的效果，另外，双臂也要配合完全伸展开来。

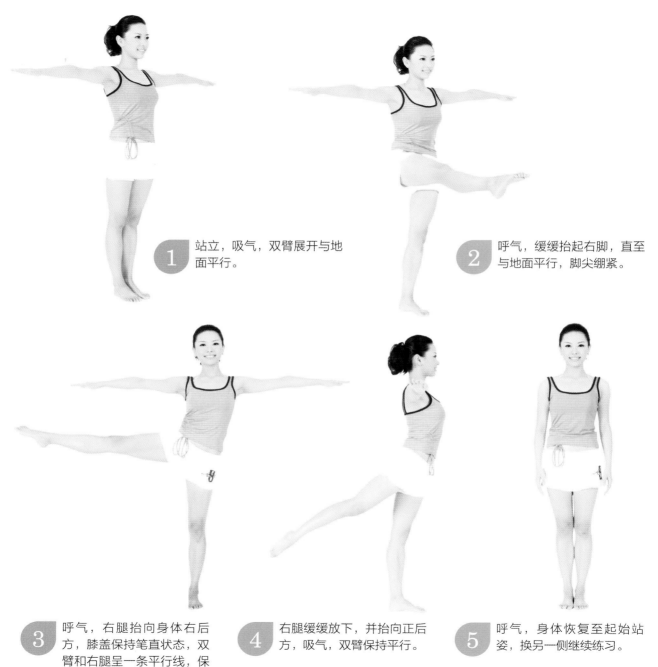

1　站立，吸气，双臂展开与地面平行。

2　呼气，缓缓抬起右脚，直至与地面平行，脚尖绷紧。

3　呼气，右腿抬向身体右后方，膝盖保持笔直状态，双臂和右腿呈一条平行线，保持数秒。

4　右腿缓缓放下，并抬向正后方，吸气，双臂保持平行。

5　呼气，身体恢复至起始站姿，换另一侧继续练习。

拉伸腿后侧肌肉韧带——毗湿奴休息式 ● ● ●

美腿
魔法

练习要诀

在动作过程中，贴地的那条腿不要离地，膝盖不要弯曲，保持腰背挺直。被拉伸的那条腿尽量绷直、向上伸展，保持大腿后侧肌肉收紧。

以手拉脚的动作，能有效地拉伸腿部肌肉，尤其能锻炼大腿后侧的肌肉和韧带。

能锻炼身体的平衡性，优化身体整体形态。

充分拉伸两边侧腰部肌肉，紧致腰腹部曲线。

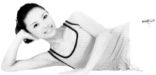

1 侧卧，右手支撑头部，左手放于体前，两腿伸直。

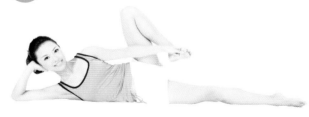

2 吸气，屈左膝，左手拇指和食指钩住左脚拇趾。

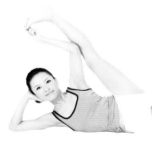

3 右臂和右腿保持不变，腰背挺直，左手拉左腿，带动左腿向左侧上方伸展。保持片刻，呼气还原，换另一条腿练习。

消除大腿内侧脂肪——蹲式 ● ● ●

美腿魔法

能加强腿部血液循环，有效地燃烧大腿内侧深层脂肪，快速瘦腿，使腿部更健美，大腿更纤细。

练习要诀

身体下蹲时要保持腰背挺直，身体不要前倾，重心完全放在双腿上。每次练习时，最好重复3~5次。

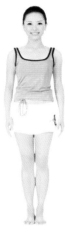

1 站立。双腿伸直并拢，双臂自然垂于体侧。

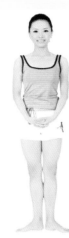

2 吸气，双脚分开呈外八字，脚跟相对。双手于小腹正下方十指相扣。

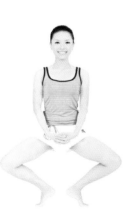

3 呼气，保持腰背挺直不动，脚跟相触，屈膝，身体逐渐向下沉。

4 吸气，身体慢慢上移，双脚分开与肩同宽，脚尖跷起。

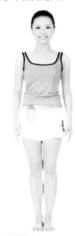

5 呼气，身体再次下沉，脚尖点地，保持深蹲姿势2~3次呼吸。

6 起身，身体还原。

纤细大腿前侧肌肉——笨拙式 ● ● ●

**美腿
魔法**

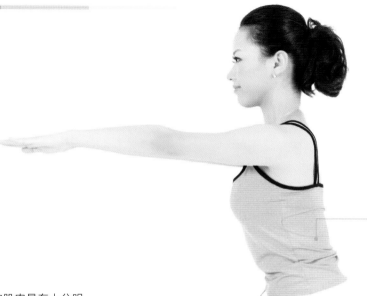

带动收紧腰脊肌肉群，加强中段力量，集中美化此区域的线条。

对大腿前侧的肌肉具有十分明显的塑形、纤细的功效。

可以均匀、灵活地活动到双腿的大部分肌肉和关节，加速双腿血液循环，消耗掉腿部更多的热量和脂肪。

练习要诀

练习时，不要使用肩膀的力量，不要耸肩，保持背部挺直。手臂肌肉不要刻意收紧，手指指尖始终引领双臂向前无限延伸，使双臂与地面保持平行。

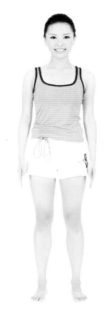

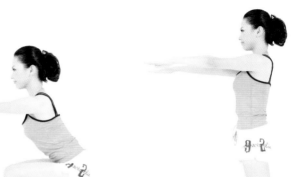

2 呼气，屈膝，臀部重心向后移，身体向下蹲，直至大腿与地面平行。膝关节的位置不要超过脚趾，上身尽量保持直立，保持数秒。

3 吸气，起身恢复直立，呼气，放松双肩。吸气，最大限度地抬起脚跟，脚尖点地。

1 站立，双脚分开与肩同宽，吸气，双臂自然垂放于体侧。

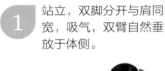

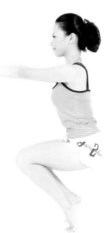

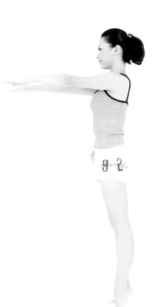

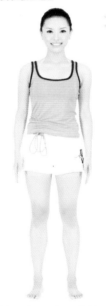

4 呼气，屈膝下蹲，脚跟继续保持向上抬起，至大腿、臀部与地面平行。上身保持直立，保持数秒。

5 吸气，起身直立，呼气，脚跟落地，调整呼吸。吸气，再次抬起脚跟。

6 呼气，脚跟落地，放下双臂于身体两侧，放松四肢。

十一 纤腿4式
——塑造修长结实小腿

夏日裙装下光洁笔直的魅惑，冬天长靴里纤细修长的风情，

轻薄丝袜遮掩不住的性感……

拥有一双细致嫩滑、曲线迷人的美腿，是每个女生的心愿。

我们看腿，会习惯性地由下往上打量：

脚踝是否纤细，小腿是否修长结实，膝盖是否呈长圆形？最后才看大腿。

想想，小腿的曲线有多重要。只有紧实、匀称的小腿才足够漂亮。

如果小腿肌肉结实紧致、饱满向上，就能在视觉上加倍增加小腿的长度和美感。

而获得腿部力量和线条的最佳方式，就是练习瑜伽！

美化腿部线条——趾尖式

美腿魔法

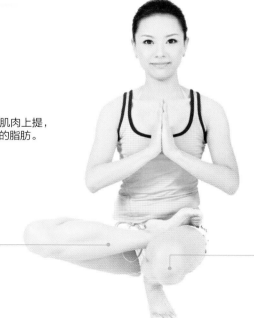

可使小腿处肌肉上提，
燃烧小腿处多余的脂肪。

锻炼身体平衡系统，缓
解膝盖、脚踝和脚部的痛风
症状及风湿病症。

练习要诀

如果刚开始练习时无法掌握平衡，可以在脚跟下方垫一块瑜伽砖，让脚跟也可以支撑身体的重量，这样能更顺利地完成练习。

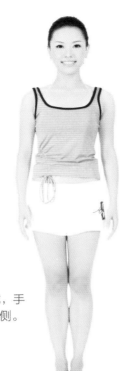

1 站立，双脚并拢，手臂自然垂放于体侧。

2 吸气，右腿屈膝，右脚背靠在左大腿前侧，双手于胸前合十。

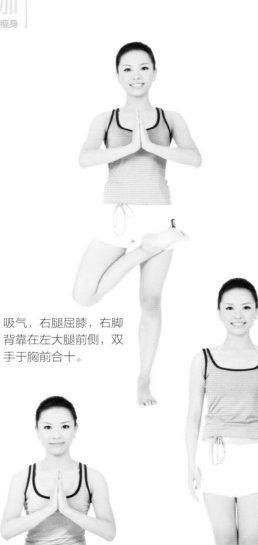

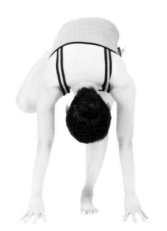

3 呼气，身体向前倾，双手指尖点地。

4 臀部缓缓地蹲坐在左脚脚后跟上，全身靠左脚趾尖缓缓地来控制平衡。保持数秒。

5 吸气站立还原，换另一条腿练习。

燃烧小腿前侧脂肪——跪立侧伸展式 ● ● ●

美腿魔法

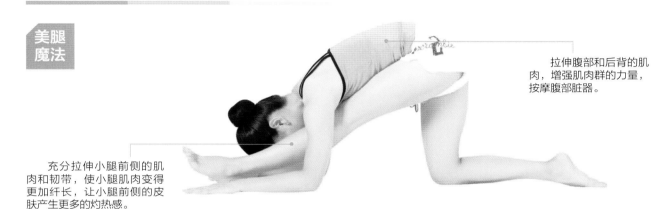

拉伸腹部和后背的肌肉，增强肌肉群的力量，按摩腹部脏器。

充分拉伸小腿前侧的肌肉和韧带，使小腿肌肉变得更加纤长，让小腿前侧的皮肤产生更多的灼热感。

练习要诀

刚开始练习时，保持平衡很困难，膝部和小腿前侧会感觉疼痛。随着练习次数的增加，疼痛会逐渐消失，你也会逐渐获得更强的平衡感。

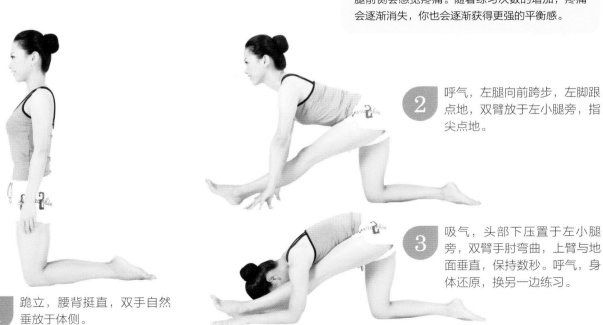

1 跪立，腰背挺直，双手自然垂放于体侧。

2 呼气，左腿向前跨步，左脚跟点地，双臂放于左小腿旁，指尖点地。

3 吸气，头部下压置于左小腿旁，双臂手肘弯曲，上臂与地面垂直，保持数秒。呼气，身体还原，换另一边练习。

消除小腿肚的脂肪——山式踮脚伸展式

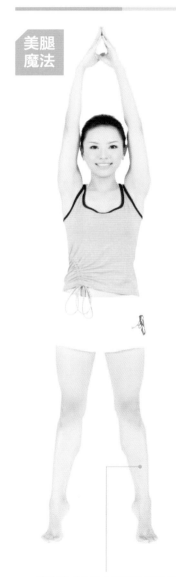

美腿魔法

练习要诀

　　练习时意志力需要集中在脚踝的运动上，感受小腿周围肌肉的紧绷及变化，保持身体的直立。

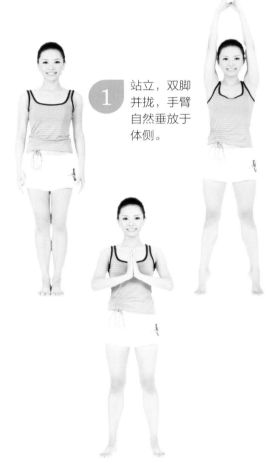

1　站立，双脚并拢，手臂自然垂放于体侧。

2　吸气，双脚分开与肩同宽，踮起脚尖，双臂向上高举贴于耳边，掌心相对，指尖相触碰。

3　呼气，脚尖还原，放下手臂于胸前合十。

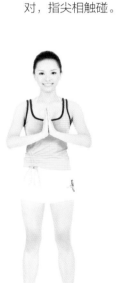

4　吸气，脚跟碰地，脚尖尽量向上抬起，膝盖绷直，保持数秒。呼气，身体还原。

　　此体式对小腿上较发达的肌肉有良好的紧缩效果，肌肉结实后，可以保持小腿肌肉向上提的美好腿形以及预防和减少皮下脂肪的堆积。

打造纤细脚踝——灵活脚踝式

**美腿
魔法**

练习时要保持上半身和双腿的笔直状态，尽可能挺直脊柱，保持自然而顺畅的呼吸，注意力集中在脚踝的转动上，顺势而为。

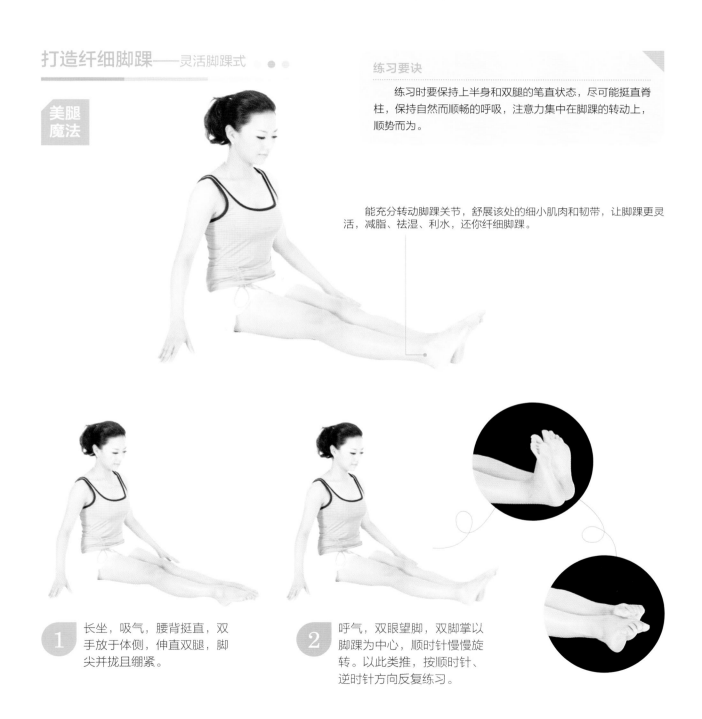

能充分转动脚踝关节，舒展该处的细小肌肉和韧带，让脚踝更灵活，减脂、祛湿、利水，还你纤细脚踝。

1　长坐，吸气，腰背挺直，双手放于体侧，伸直双腿，脚尖并拢且绷紧。

2　呼气，双眼望脚，双脚掌以脚踝为中心，顺时针慢慢旋转。以此类推，按顺时针、逆时针方向反复练习。

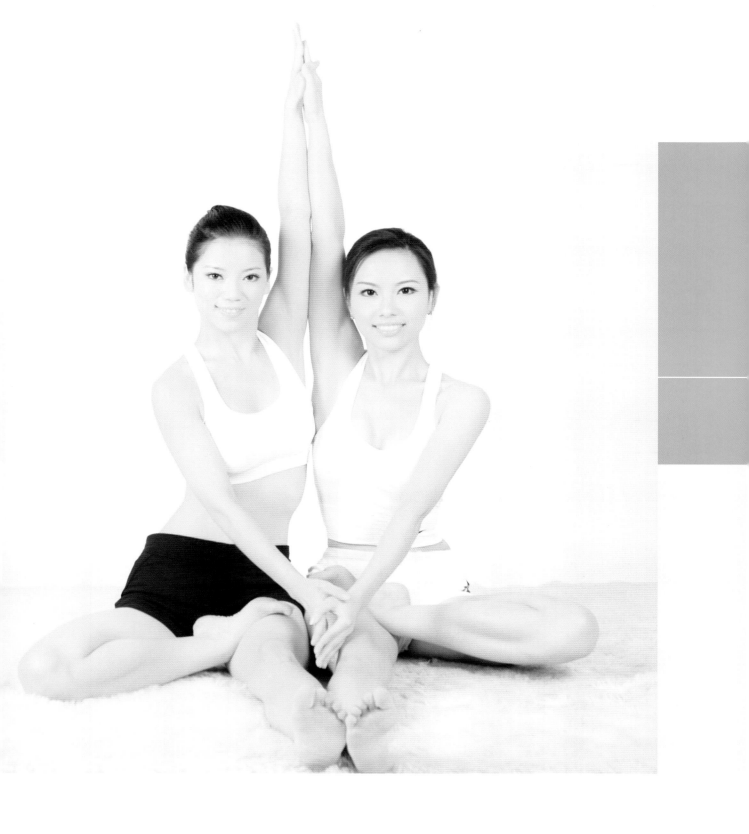

04

不同阶段，选择不同的纤体瑜伽

女为悦己者容？别再信那一套了。

我们要瘦身、要美丽，只因为我们爱自己！

我们不仅要苗条，更要健康，

所以，让那些吃药、打针、节食、腹泻的"魔鬼减肥法"见鬼去吧！

从头到脚的魅力瑜伽，想瘦哪里就瘦哪里，如果这还不够，你想变得更靓、更匀称，

试试这两套为瑜伽练习者量身订制的瑜伽方案吧！

坚持练习，它会让你对自己更满意。

永远记住：减肥不是目的，瘦身不是战斗，

而是一种健康美丽的生活方式。

全身塑型的瑜伽组合
——给初学者预备的全面纤体方案

全身纤体魔法 　无论多有效的纤体运动，要想保证效果，每周至少3次、每次至少30分钟是最基本的要求。对于初学者而言，在某个动作上保持30分钟的枯燥练习是很考验耐性的，甚至是极其乏味的。这套动作就是专为初学者设计的，它动作流畅紧凑、张弛有度，能活动到全身大部分肌肉。在高效、全面瘦身的同时，还能兼顾练习的趣味性，让你轻轻松松就能完成整个全身塑型。

金刚坐风吹树式

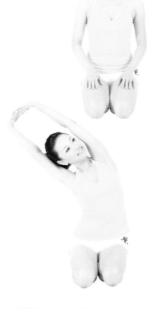

1 以金刚坐坐姿坐好，双手放于大腿上，目视前方。

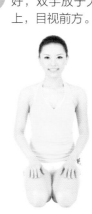

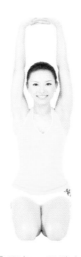

2 吸气，手臂高举过头顶，紧贴于耳侧，十指相扣掌心翻转朝上。

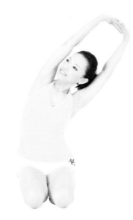

3 呼气，双臂带动身体向左侧下压，目视右方，感受右腰侧的紧绷感。

4 吸气，身体还原，呼气，反方向继续练习。

5 呼气，身体放松，恢复至初始跪姿。

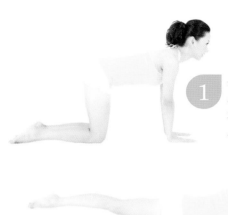

1 身体以跪姿做起，呈四脚板凳状跪立，双手和双膝着地，脚背贴地。双臂、双大腿分开一肩宽，且与地面垂直。

虎式平衡式

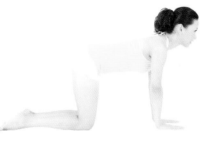

2 吸气，同时抬起左手臂和左腿，直至与地面平行。

3 呼气，身体恢复至初始跪姿，换另一条腿练习。

站立单腿平衡式

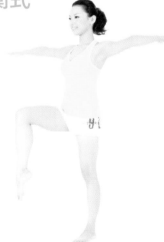

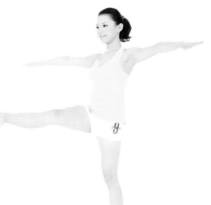

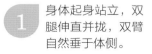

1 身体起身站立，双腿伸直并拢，双臂自然垂于体侧。

2 吸气，双臂打开呈一条直线。屈右膝，右大腿抬至与地面平行，右小腿自然下垂，绷直右脚脚背。

3 呼气，右小腿抬起，绷直膝盖，右腿伸直且平行于地面，保持数秒。身体恢复至基本站姿，然后换另一条腿练习。

双角腰部转动式

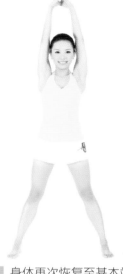

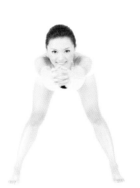

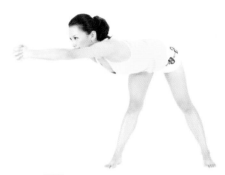

1 身体再次恢复至基本站姿，双脚左右尽力分开，双手握拳，高举过头顶。

2 呼气，以髋部为折点向前弯腰，使双臂、上身都与地面保持平行，双臂尽力向前延伸。

3 呼气。双臂向右转，用腰部力量带动躯干转动，直至极限。

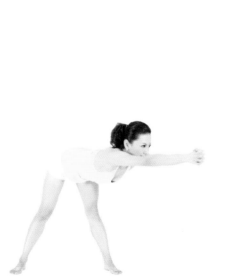

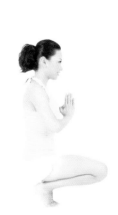

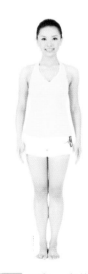

4 吸气，身体回正。呼气，身体向左侧转动，直至极限。

5 吸气，双臂带动身体回正，双臂高举过头顶，双手合十，脚尖踮起。

6 弯曲膝盖，身体自然下蹲，双臂收回于胸前合十。

7 呼气，身体恢复至基本站姿。

门闩式

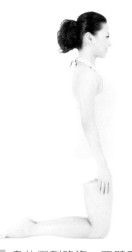

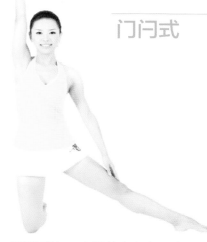

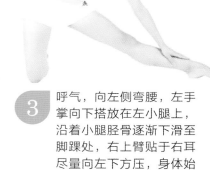

1 身体回到跪姿，双臂垂于体侧，目视前方。

2 吸气，左腿伸向左方，让左脚与右膝处于同一条直线上，左脚尖指向左方，左膝不要弯曲，右手臂竖直上举。

3 呼气，向左侧弯腰，左手掌向下搭放在左小腿上，沿着小腿胫骨逐渐下滑至脚踝处，右上臂贴于右耳尽量向左下方压，身体始终保持在同一平面，目视右方，保持数秒。

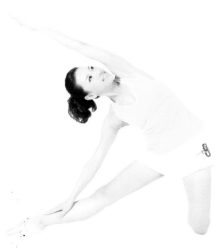

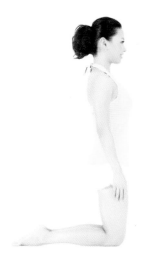

4 身体回正，保持均匀呼吸。

5 呼气，身体做右侧的相同练习。

6 呼气，身体恢复至基本跪姿。

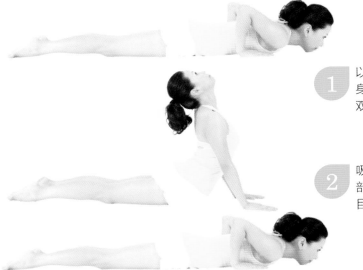

眼镜蛇式

1 以跪姿带动全身放松，上半身向前倾，直至全身呈俯卧姿势，双腿并拢，下巴点地，吸气，双臂屈肘，掌心朝下。

2 吸气，用双臂的力量撑起上半身，使头部、胸部同在一个平面上且垂直于地面，腰背挺直，目视前方，保持数秒。

3 呼气，双臂放松，身体前倾呈俯卧状。

半蝗虫式

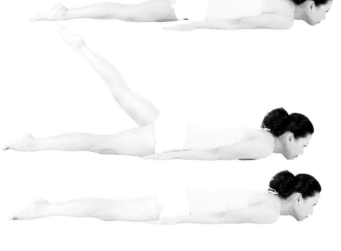

1 吸气，伸直双臂，双掌向下按，收紧臀部，右腿抬高，左腿用力向下抵住地面以使右腿抬得更高，保持3次呼吸。

2 右腿轻轻放回地面，手掌放松，手掌贴地，呼气，放松，换左腿练习。

3 身体恢复至俯卧姿势。

仰卧剪刀式

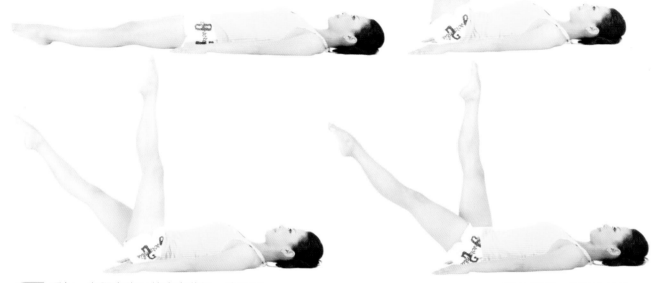

1 将身体由俯卧变为仰卧，双腿并拢伸直，双臂放于身体两侧，掌心贴地。

2 吸气，双腿上举，直到与地面垂直。

3 呼气，左腿向胸口的方向收近，右腿则向反方向拉开。双腿保持伸直，呈剪刀状。

4 吸气，双腿交换动作，如此反复练习多次。

5 呼气放松，身体恢复至仰卧姿势。

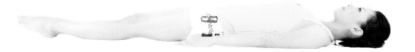

温馨提示 初学者如果无法完成某一体式，不要勉强自己。感到累了就休息，但不要休息太久，休息后继续练习。初次练习时，可能会有轻微的头晕、憋气、恶心等症状，这是因为身体不能协调好动作与呼吸的关系所致，练习2~3次后，症状就会缓解。如果身体持续出现严重不适，一定要马上停止练习，并咨询瑜伽教练或遵循医嘱。

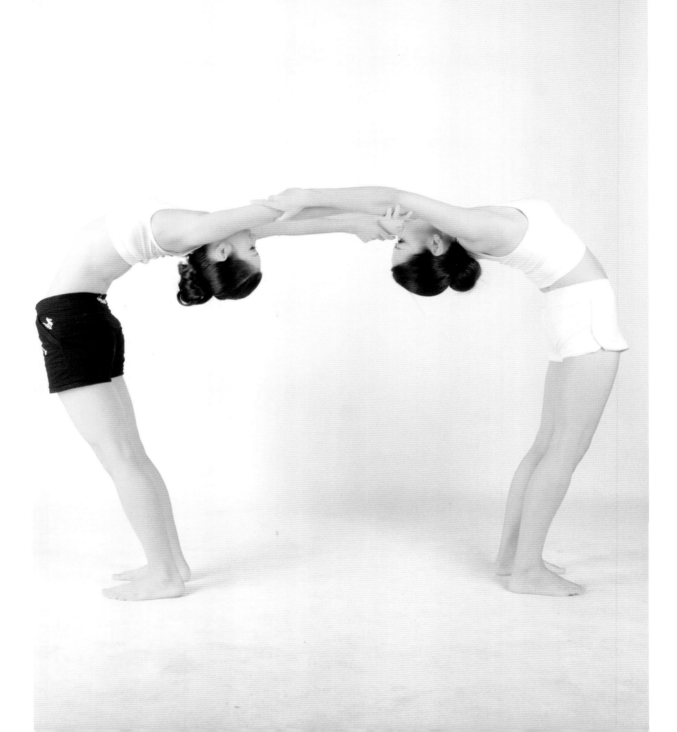

二 强效瘦身的瑜伽组合
——给熟练者推荐的增强瘦身方案

强效塑身魔法

经过一段时间的瑜伽练习，你会发现身体逐渐变得柔软，一些简单的瑜伽体式轻而易举就能做。如果你是瑜伽老手，当你再次纤体时，只需要某些针对性强的高效练习即可。这套强效瘦身组合，会调动身体各个环节，增强身体的平衡性、柔韧性，帮助你进一步了解自己的潜力和弱势。坚持练习，可以改善赘肉增多、皮肤松弛等状况，特别是对你最为关心的腰、腹、臀、腿部，都有显著的瘦身效果。

风吹树式

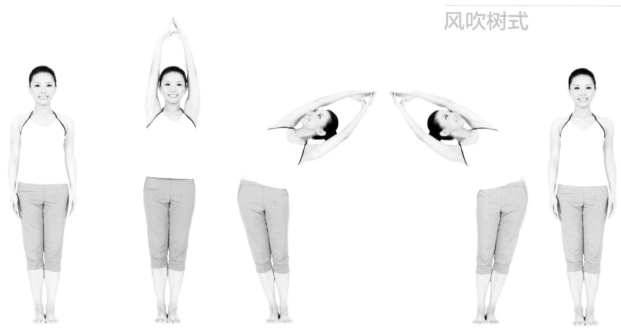

1 双腿伸直并拢，双臂自然垂于体侧。

2 吸气，双臂竖直上举，双手合十，拇指相扣。

3 上半身缓缓向左侧弯曲，至极限处保持2~3次呼吸。

4 身体回到正中，再弯向右侧，感觉自己就像一棵被风吹动摇摆的小树。

5 呼气，身体恢复至基本站姿。

三角转动式

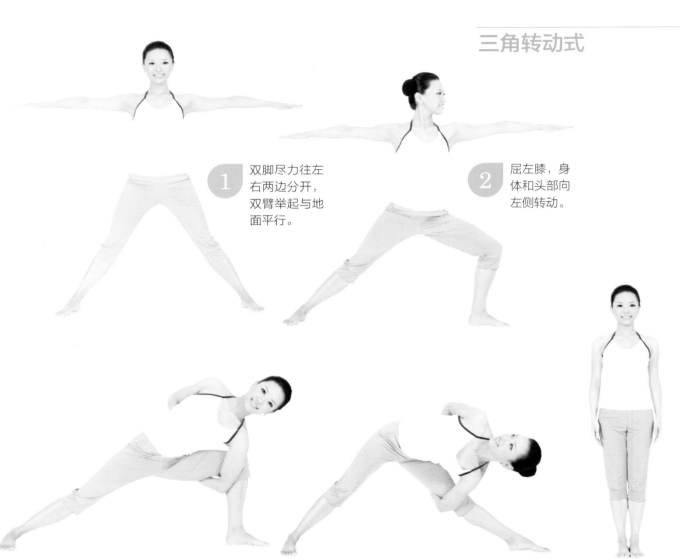

1 双脚尽力往左右两边分开，双臂举起与地面平行。

2 屈左膝，身体和头部向左侧转动。

3 左手由左大腿内侧穿过，与右手于背后交握。

4 伸直左腿，左手放在左腿腘窝处，上半身尽量由侧身向上翻转，头向上转，目视正上方。自然呼吸，保持数秒。

5 身体略向前侧回转，双眼目视前方。保持数秒后，身体还原，换另一边练习。

起跑式

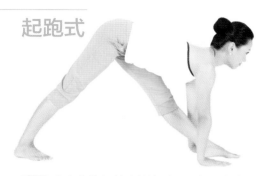

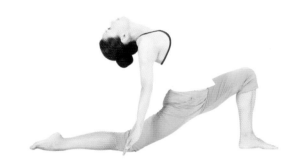

1 当身体恢复基本站姿时，吸气，左脚向正前方踏出，脚尖朝左。同时右脚向正后方大步撤出，身体向左下方扭转下压，双手放于左脚掌两侧，掌心贴地。

2 边呼气，边将胯部向下沉，让右膝盖以下全部着地，双手指尖尽量触及体侧的地面，头部向后仰，保持2次呼吸。

斜板式

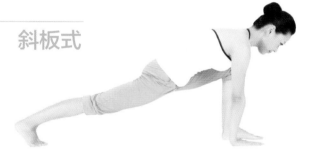

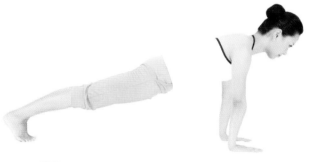

1 吸气，身体前倾，双手放于左脚两侧，右腿膝盖以下抬离地面。

2 呼气，左脚向后踏出至与右脚并拢，收紧臀部，胯部微微下沉，身体呈斜板状。保持2次呼吸。

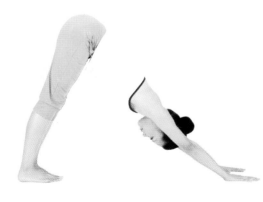

下犬式

Step 吸气，双腿向前大步跳回。呼气，臀部抬高，伸直膝盖，双肩向下压，双脚着地头顶百会穴处尽量着地，身体呈倒"V"字形。保持2次呼吸。

全莲手臂支持式

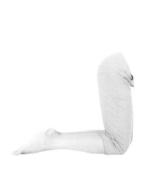 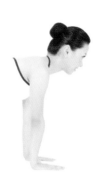 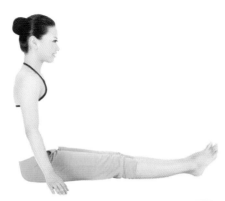 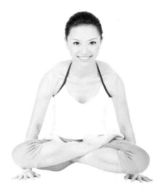

1 吸气，身体恢复至四脚板凳状跪姿。

2 放松，长坐，双脚伸直，双臂自然垂放于体侧。

3 双腿收拢，以莲花坐坐姿坐好，手掌放在臀部两侧地面上，呼气，抬起躯干，身体仅靠手臂来保持平衡，双臂伸展，尽可能长时间地保持身体平衡。保持自然呼吸，调换双腿交叉位置后再次用双手保持躯干平衡重复练习一次。

英雄式

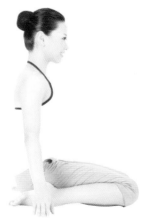 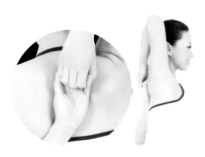 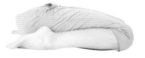

1 跪立，双膝并拢，臀部坐在双脚两侧，双手自然垂放于体侧，目视前方。

2 右臂高举过头，屈肘，右肘肘尖放在头顶百会穴后方，右掌掌心贴背。向后弯曲左臂，左掌向上伸展，右掌向下拉伸，使左右手于背后上下相扣。自然呼吸，保持数秒后，身体还原。

头肘倒立式

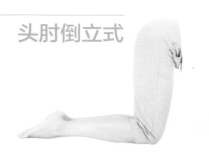 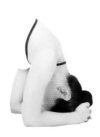

① 跪姿，吸气，双肘撑地，分开一肩宽，头顶贴地，双手于头顶前方环抱，十指相扣。

② 呼气，伸直双腿向前，让上半身与地面成60度角。

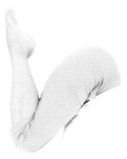 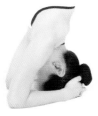

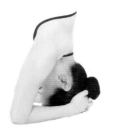

③ 头顶着地，双脚离地，慢慢向上伸直双腿。

④ 膝盖绷直，身体与地面保持完全垂直状态，仅靠头部和双肘支撑，保持身体平衡。双腿慢慢回落，身体恢复至俯卧。身体翻转，呈仰卧姿势，自然呼吸，全身放松。

温馨提示 为保证练习功效，练习过程中最好是配合均匀、深长的腹式呼吸。如果这一系列强效体式不能一气呵成，可以跳过不能完成的体式，继续坚持练习其他的连续体式，尽量不要中断。颈椎、腰部疼痛的人，请避免做颈椎、腰部前弯的体式。心脏病及高血压患者避免练习头部低于心脏的体式。

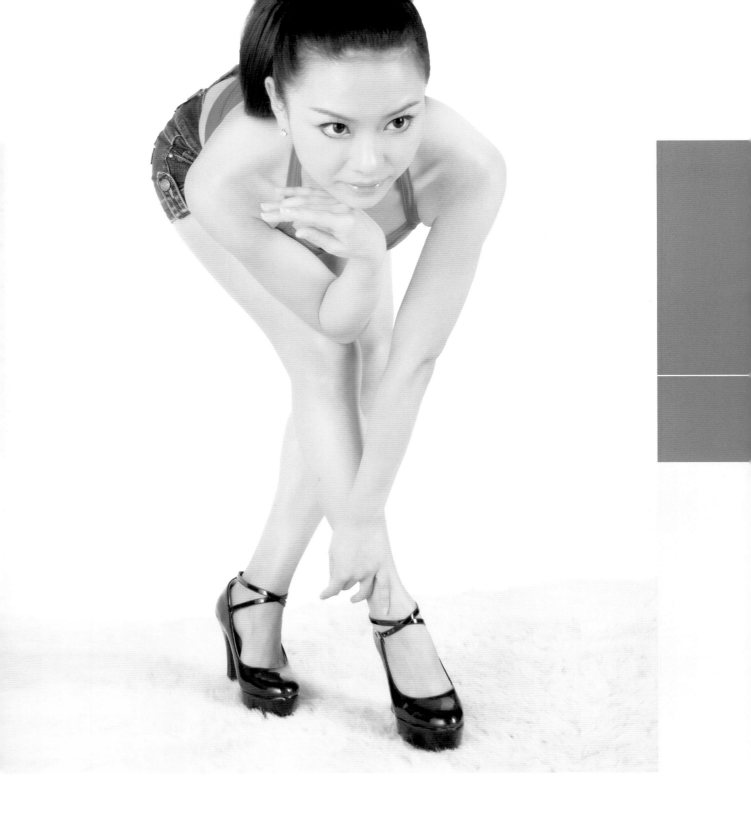

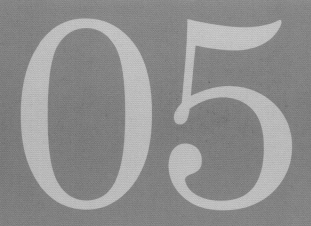

05

随时随地，开始你的瘦身瑜伽

瑜伽，被誉为"最轻松的低碳纤体运动"。

这不仅仅因为它的减脂功效卓越，

更因为它本身无与伦比的便捷性。

不用昂贵的运动器械，不用专门的练习场馆，不用推掉约会……

只要你愿意，床上、阳台、公园、屋顶，都可以进行。

晨起时，迎着晨曦微风，深呼吸，

用一套活力瑜伽驱逐倦怠，排出体内多余水分，告别身体水肿。

晚餐后，沐浴着夕阳斜晖，踮起脚，

用一套减压瑜伽拉伸脊椎，减轻地心引力对脂肪的作用，杜绝脂肪囤积。

就这样，随时随地都可以开始你的瘦身之旅。

晨起瘦身瑜伽组合
——唤醒活力+燃烧脂肪

强效塑身魔法 　一般来说，早上和傍晚是练习瑜伽的最好时段。经过一夜的能量消耗，体内可供燃烧的蛋白质与糖分几乎耗尽，这时的晨起纤体练习就能更直接和深入地燃烧脂肪。清晨练习这一系列精心挑选的瘦身瑜伽体式，不仅可以唤醒身心，加强肩部、颈部、腰背和双腿的瘦身功效，还能让人整天神清气爽、活力十足！

颈部练习

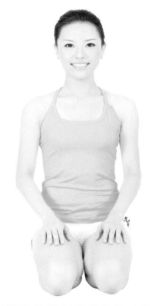 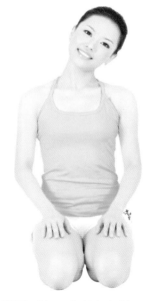 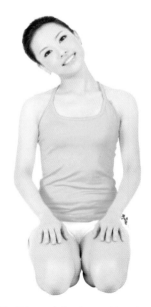

1 选择舒适的跪姿坐好，吸气，肩膀放松且保持平直，双手搭在腿上。

2 呼气，头部向左侧下压，左耳靠近左肩，感受颈部右侧的肌肤在慢慢伸展。

3 吸气，头部回正，边呼气头部边向右肩靠近，感觉颈部左侧肌肤在拉伸。

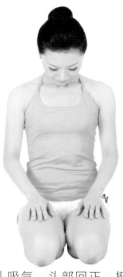

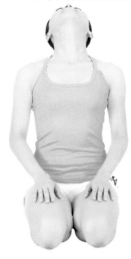

4 吸气，头部回正，挺直脊椎，边呼气头部边下垂，让下巴靠近锁骨，感觉颈后侧肌肉在伸展。

5 吸气，慢慢抬头，边呼气头部边向后仰，感觉后脑勺在靠近脊椎。

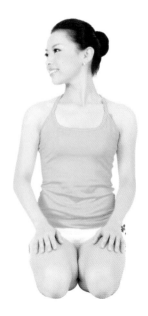

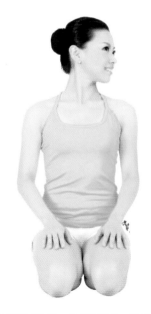

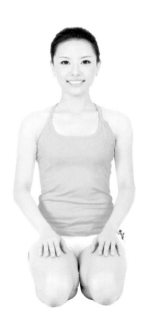

6 吸气，头部回正，目视正前方，边呼气头部边向右转，眼睛看向右后方。

7 吸气，头部回正，边呼气头边向左转，眼睛看向左后方。

8 吸气，头部回正，恢复至初始姿势。

半脊柱扭动式

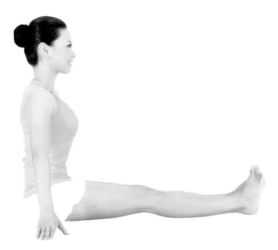

1 身体回正长坐，双腿伸直并拢，腰背挺直，双手搭放在臀部两侧。

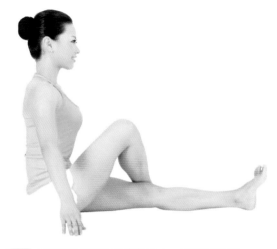

2 右脚跨过左膝平放在地上，右脚掌贴地。

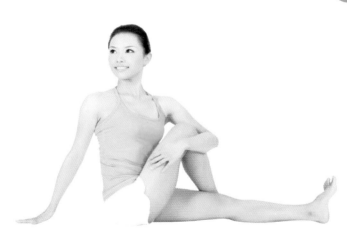

3 吸气，左手贴放在右大腿外侧。呼气，身体向右后侧扭转，右肩向后打开，头转向右后侧。保持3次呼吸。

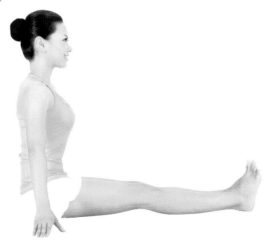

4 身体回正，换另一边练习。

单腿背部伸展式

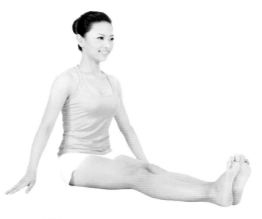

1 身体再次恢复至长坐姿势，腰背挺直。

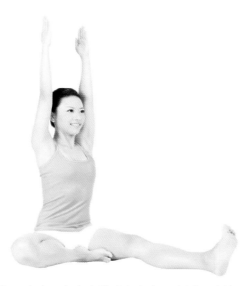

2 屈右膝，右脚脚掌贴在左大腿内侧，膝关节自然向外展开。吸气，双臂向上伸展过头顶，掌心相对。

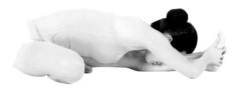

3 呼气，俯身，保持背部伸展。双手抓住左脚脚掌，稍屈肘，拉动身体贴近右腿。脚背绷直，颈部放松。保持一段时间。

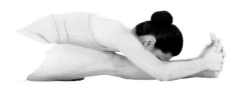

4 身体还原，换另一边右腿进行重复练习。

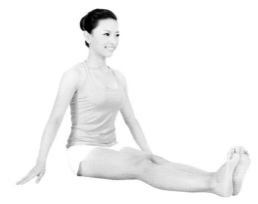

5 抬起上半身，双腿恢复，身体恢复至长坐姿势。

118

战士二式

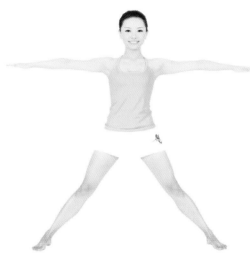

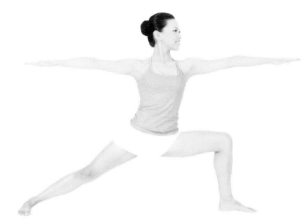

1 身体起身，站立，吸气，双脚左右尽量分开，双臂向两侧打开呈一条直线，与地面平行。

2 呼气，左脚向左侧转90度，使左小腿与地面垂直，左大腿与左小腿垂直，双臂向左右侧延伸。自然呼吸，保持数秒。

侧角伸展式

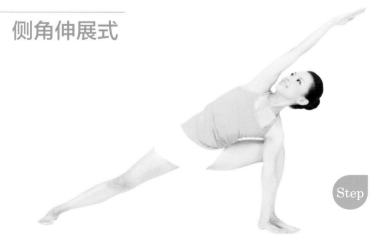

Step 呼气，身体向左下方下压弯曲，左手掌落在左脚内侧的地面上，右臂绷直往头部方向下压，靠近脸部，目视右后方。

战士一式

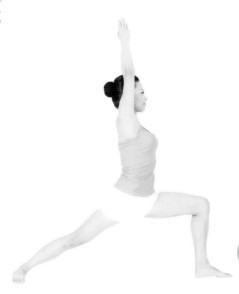

早上起来时，意识还不是很清醒，身体也不会很灵活，这时不宜练习太过剧烈或幅度太大的瑜伽体式，练习动作的速度也不宜过快，一切以你感觉舒适为准。尽量不要中断完成这套练习，并重复2~3次。努力专注练习，你就会感觉到身体不再僵直，而是慢慢地变得柔韧并易于掌握。

Step 吸气，上半身回正，双臂上举过头顶，双手合十，目视前方，保持数秒。

站立手抓脚拇指平衡式

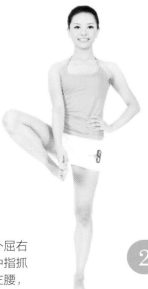

1 恢复基本站姿，吸气，向外屈右膝，用右手拇指、食指、中指抓住右腿脚拇指，左手扶于左腰，保持平衡。

2 吸气，脊柱伸展，慢慢举起并伸直右腿，并将举起的右腿向身体拉近，保持右腿伸直，持续2个呼吸时长，换另一侧身体重复练习。

二 傍晚瘦身瑜伽组合
——缓解压力+瘦身加倍

傍晚瘦身魔法 这一系列体式主要强调腰部、背部、大腿的锻炼，可以达到纤细腰部和腿部，分解腰部及大腿脂肪，排出全身多余毒素和水分，消除水肿的作用。同时，傍晚练习瑜伽能有效地缓解一天工作带来的肩颈酸痛、腰部酸痛等问题，身体的疲惫感和精神上的压力感也会在练习后得到缓解，心情会更舒畅放松。这些都将有利于保持一个纤瘦而健康的体态。

摩天组合式

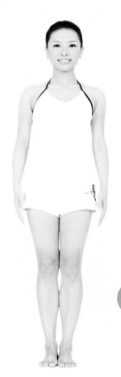

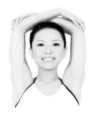

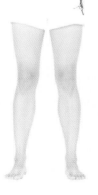

1 基本站姿，双腿伸直并拢，双臂自然垂于体侧。

2 双腿分开与肩同宽，双臂上举过头顶，弯曲双肘，手腕与前臂在头顶上方相互交搭，双手互握双肘。

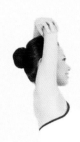

3 吸气，踮起脚尖，身体
尽量向上伸展，感受整
个背部的延伸。

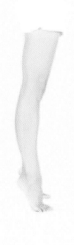

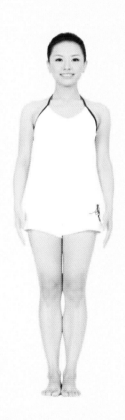

4 呼气，脚跟落地，双臂带
动上半身向前向下伸展，
直至与地面平行，使整个
身体成直角。保持数秒。

5 吸气起身，身体回到正中
位置，双臂侧平举，然后
慢慢放于体侧，身体放松
还原。

加强三角扭转式

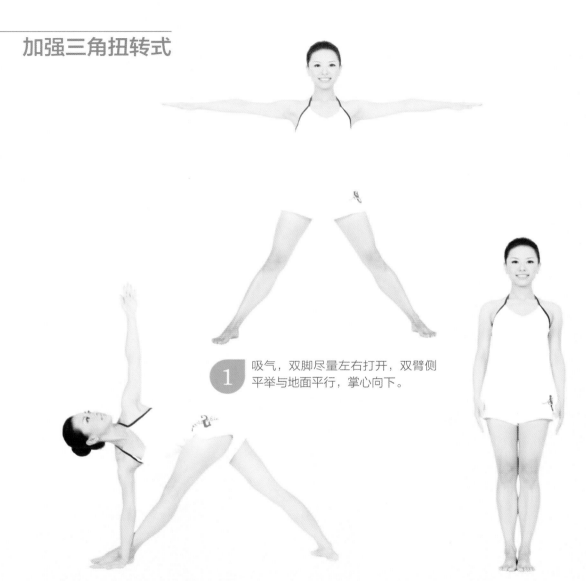

1 吸气，双脚尽量左右打开，双臂侧平举与地面平行，掌心向下。

2 左腿向左侧转90度，右腿向右侧转30度，呼气，自腰部向左侧弯曲上身，保持腿后侧、背部、臀部以及肩部在一个平面内。右手臂放于左脚掌外侧，右手掌贴地。左手臂绷直向上伸展，眼睛目视左手指尖。

3 正常呼气，身体回正，换一侧重复同样练习。

反祈祷双角式

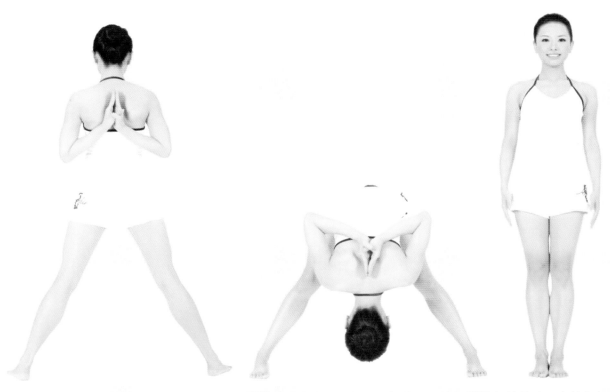

1 身体恢复基本站姿，双腿
左右大大分开，脚尖略朝
外展。吸气，屈肘，双掌
于背后合十，指尖朝上。

2 呼气，弯腰，把头顶部放
在地面上，并使之与双脚
尽量保持在一条直线上。

3 保持数秒，身体恢复基本
站姿。

猫式

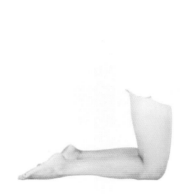 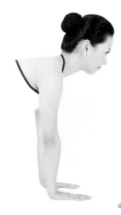

① 由站姿变为四脚板凳状跪立，双手和双膝着地，脚背贴地。双臂、双大腿分开一肩宽，且与地面垂直。

② 吸气，同时抬头、提臀、挺胸，双眼尽量向上看。

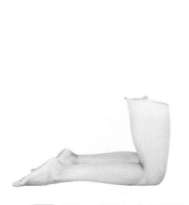 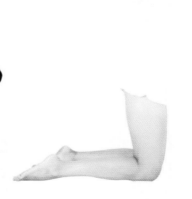

③ 呼气，低头、含胸拱背。收紧腹部肌肉，用下巴触碰锁骨，臀部尽量向下沉，大腿始终垂直于地面。

④ 重复做5~10次练习后，休息放松，身体恢复至跪立。

蛇式组合式

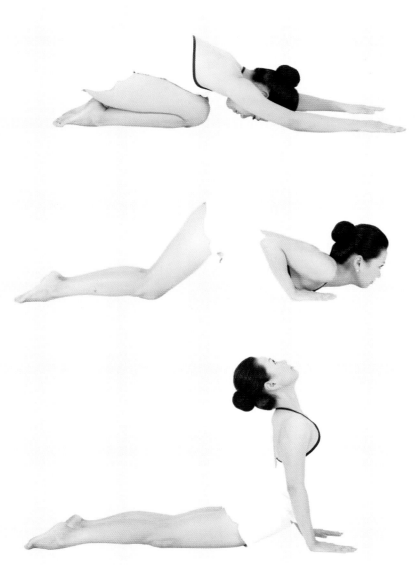

1 吸气，跪坐，臀部落在双脚脚后跟上，身体前倾，使双前臂、额头贴地。

2 呼气，身体微微后缩，抬头，使下巴点地，胸腔离地面约7厘米。一边吸气一边将身体向前移动。

3 当不能再移动时，伸直双臂撑起上半身。抬头，目视上方，背部尽量向后仰，直至髋部抬离地面。保持3～5次自然呼吸，身体放松，呈俯卧姿势。

肩倒立犁式

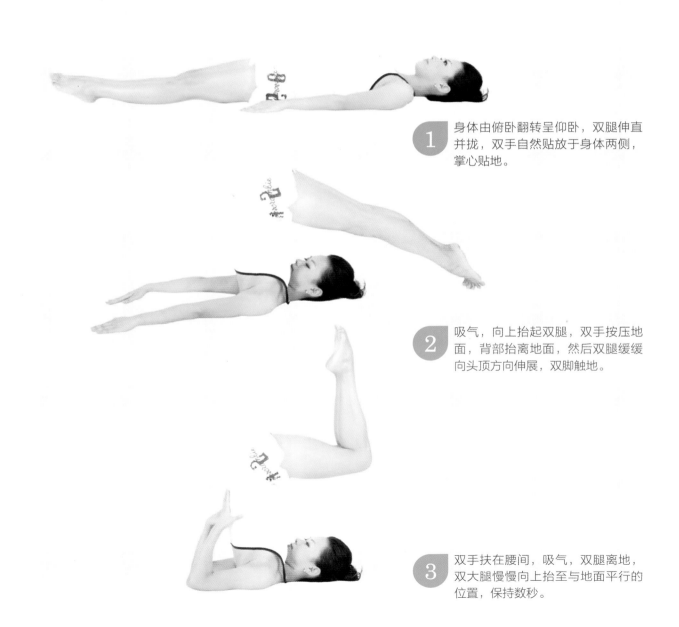

1 身体由俯卧翻转呈仰卧，双腿伸直并拢，双手自然贴放于身体两侧，掌心贴地。

2 吸气，向上抬起双腿，双手按压地面，背部抬离地面，然后双腿缓缓向头顶方向伸展，双脚触地。

3 双手扶在腰间，吸气，双腿离地，双大腿慢慢向上抬至与地面平行的位置，保持数秒。

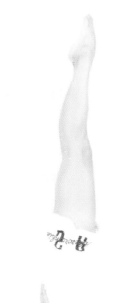

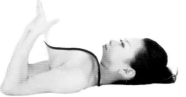

4 吸气，伸直双腿，使背部、臀部、双腿都与地面保持垂直。肩部、头部、上臂和双肘撑地，收下巴抵锁骨。保持数秒。

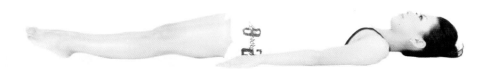

5 呼气，身体恢复至仰卧，放松。

温馨提示

　　傍晚的瑜伽练习最好不要空腹完成，在练习前1小时补充3分饱的食物，以茶、水果或饮料为主。练习后1小时才能再次进食，但不要吃得太多！当完成跪姿练习时，如果膝盖疼痛，可以尽量将双脚脚尖向后延伸，能适当缓解膝盖的压力和疼痛。再次提醒，如果有些体式无法完成，不要勉强，以免受伤，如最后的肩倒立犁式。完成每个组合练习后，一定要用放松术来休息。

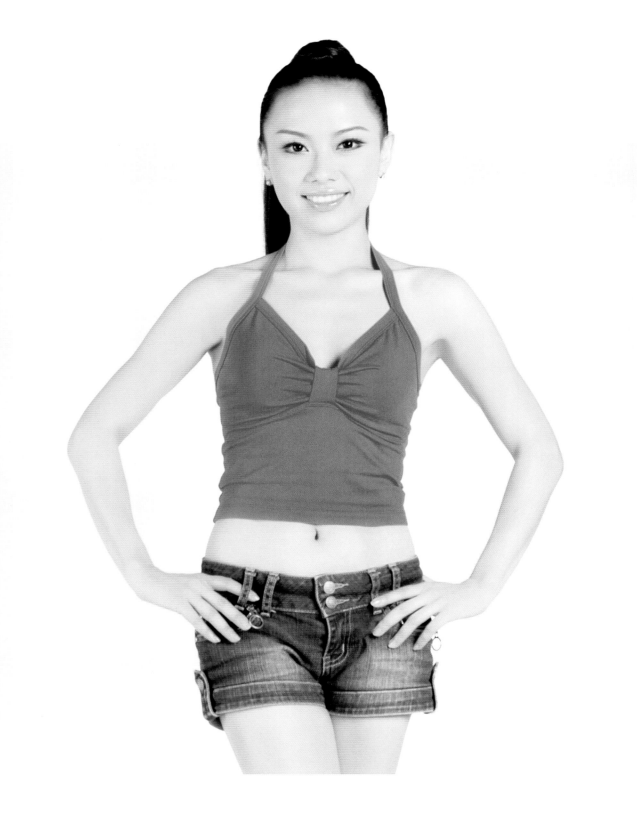

06

瑜伽美人瘦身7日谈

瘦身这码事，是需要寻找对的方法和秘诀的，
找到适合自己的方法和秘诀，才能事半功倍。
我们美丽的瑜伽教练们，
在总结了千百个成功学员的经验体会后，
才得出这七条宝贵的瑜伽瘦身心得，
现在毫无保留地与大家分享。
决心毅力、对症下药、改变观念，
从细节着手，全方位下功夫，一个都不能少。
肥胖不是顽疾，瘦身绝非不可能，
在这七天的时光里，让我们一起找回健康的生活方式、找回窈窕动人的身姿。

第一天
下定决心塑造出魔鬼身材

不知道是第几次对自己说，要减肥、要健身、要纤臂、要瘦腰，可每次都是"只见刮风不下雨"。不是减肥太艰难，而是因为你的决心不够！

在拿到这本书的第一天起，先不要急着对自己说你要怎样。好好看完这本书，了解纤体瑜伽的魅力，了解瑜伽将会带给你什么。然后，留意一下我们教练灵活纤细的腰部、玲珑有致的身材……怎样？心动了吗？

然后去搜集一下流行天后的海报和图片，看看这些名女人拥有怎样傲人的身材。如果你有兴趣，还可以关注一下奥斯卡影后或一些当红女明星，这些身材好到爆的女人们可都是瑜伽的忠实粉丝。

看看她们纤长柔韧的小蛮腰，看看她们修长匀称的长腿，看看她们挺翘饱满的臀部、傲人丰润的双乳，然后再看看自己。受刺激了吧？

多看看！唤醒你内心对妖娆身段、完美自信的激情和渴望。然后，从今天起，下定决心，你要塑身！你要魔鬼身材！对自己说："我也可以！"

为了使自己将瑜伽纤体进行到底的决心更加坚定，从今天起，你可以尝试做这些事情：

◆ 每天早上起床时，对自己大声说："我要塑身！我要窈窕！我要瑜伽！"

◆ 在卧室内贴上你最喜爱的明星的大幅海报，时刻提醒自己，你要像她一样苗条。

◆ 在电脑、洗漱台、衣橱，甚至卫生间的门上，贴上你的塑身目标。内容包括：你的起始测量值(体重、BMI值、三围等)；你想要达到的效果；你的锻炼计划等。

◆ 准备一个小笔记本，或者开一个运动博客或微博，坚持每天写运动日记，每天都鼓励自己。

◆ 对你的好友、老公、父母，甚至所有的朋友说，你要开始塑身了。让他们时刻提醒你，不要偷懒哦！

◆ 每晚睡觉之前，闭眼，躺在床上对自己说："我很棒！我一定能拥有魔鬼身材！加油！"

第二天
塑身，从了解自己的体型开始

已经下定决心要塑造魔鬼身材，接下来要做的第一件事就是：明确自己的身体类型并有针对性地改善它。

为什么同一套方法对她立竿见影，对你却毫无起色？为什么用尽各种减肥方法，却往往收效甚微？也许这并非你不够克制、不够用功、不够虔诚，而是因为从一开始，你就没有对症下药。因此在用瑜伽纤体塑身之前，先来了解一下你属于哪种体型吧。从下面几组类型所描述的情形中，选出符合你自身状况最多的一组。

A 下半身肥胖型

◆ 腹部脂肪集中，臀部平宽且下垂
◆ 身上多橘皮组织，伸展纹横生，大腿和小腿肥胖
◆ 偶尔便秘
◆ 白领性质的工作，较少运动
◆ 过度集中进食，食量大，进食速度快
◆ 不定时定量进食，喜肉食
◆ 摄取过多高热量、高糖分的食物或饮品

 塑身建议 　　多尝试瑜伽、普拉提、羽毛球、游泳等有氧运动。饮食上采取少量多餐，减少油脂量过高的食物及冰冷食物的摄取，晚上9点后避免进食。可多喝温开水以促进身体代谢。

B 中广肥胖型

◆ 胃部以下脂肪肥厚且集中
◆ 手、脚等末端部位较为纤细
◆ 胸腔与骨盆的间距小，没有明显的腰部曲线

◆ 腹部和臀部较大，且肌肉较硬

◆ 食量大，容易暴饮暴食

◆ 食量较大，吃饭速度过快

◆ 餐后不会运动，喜欢吃完后马上坐下

 塑身建议　　用不同的运动及按摩方式放松紧张的精神及肌肉，促进身体中部的淋巴代谢，加速局部脂肪的分解。经常进行有氧运动。饮食方面以少量多餐、细嚼慢咽为原则，吃完不可马上坐下。

C 产后肥胖型

◆ 孕后出现明显肥胖

◆ 腹部脂肪集中，皮肤松垮无弹性

◆ 曲线不匀称，皮肤色素沉着，偶有妊娠纹现象

◆ 身体代谢缓慢，循环系统功能失调

◆ 下肢容易水肿，早晨和晚间对比明显

◆ 饮食习惯偏差，高油脂、高蛋白质饮食

◆ 食量大，多量多餐

塑身建议　　多练习可锻炼身体中段的瑜伽动作，加强腰腹部锻炼，加快局部脂肪分解，提高基础代谢率，加速排除体内毒素与废物，强化肌肉弹性与张力。多补充含B族维生素的天然食物，下午4点之后避免摄取高油脂及高热量食物，拒绝夜宵。

D 压力型肥胖

◆ 身材不匀称，肩部宽硬，背部脂肪较厚

◆ 腹部微突，臀部脂肪堆积、下垂

◆ 情绪不稳定，容易陷入紧张和忧虑

◆ 经常有便秘情况，容易手脚冰冷

◆ 睡眠质量差，容易失眠

◆ 三餐不定，营养摄取不均衡，喜甜食，不喜欢吃主食

◆ 精神紧张时暴饮暴食，食欲忽好忽坏

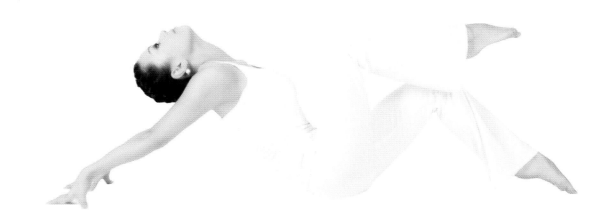

塑身建议 　　适当地做一些有氧运动或肢体按摩，以加强淋巴循环，进而改善因压力引起的肥胖。改善压力情绪，舒解紧张精神，提高基础代谢率与循环功能，软化坚硬的脂肪，加强曲线雕塑。尽量少吃多餐。

E 粗壮肥胖型

- 全身肌肉结实，肩部宽厚，皮肤硬厚粗糙
- 有明显的静脉曲张，赘肉多
- 大小腿肥胖，橘皮纹形成
- 比较喜欢运动，动作敏捷快速
- 曾患过结石或痛风类疾病
- 进食时注意力集中，食量大，进食速度快
- 三餐不定时定量，喜肉食

塑身建议 　　暂时停止激烈运动，减少摄取高热量食物。此种类型的肥胖组织以肌肉和赘肉混合，故要减重应采用低热量的均衡饮食方式。运动时注意以加速身体脂肪软化与分解为目的，提高氧化功能为重点。

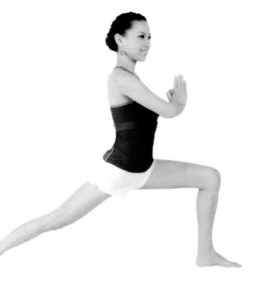

❀ F 水肿肥胖型

- ◆ 全身脂肪肥厚肿大
- ◆ 大小腿脂肪堆积成水袋状，有静脉曲张浮现
- ◆ 脚踝下压不易浮起，有水肿现象
- ◆ 在肥胖部位有明显的橘皮组织
- ◆ 身体循环及代谢功能差，体内积累毒素，肾功能不全
- ◆ 喜欢高热量或加工食品
- ◆ 口味重，食量大，三餐中油脂摄取量多

塑身建议 配合淋巴循环及排毒，加速体内多余的水分排出，平衡静脉收缩功能，调节淋巴代谢功能。此类型身材是心血管疾病的高发危险人群，所以应尽量减少盐分的摄取，多运动，同时避免久站及服用含类固醇的药物。

❀ G 松垮肥胖型

- ◆ 皮肤松弛下垂，相较同龄人有早衰现象
- ◆ 皮肤干燥粗糙，没有弹性
- ◆ 眼角、额头和嘴角有明显的细纹或表情纹
- ◆ 有肥胖纹产生，产后女性则有明显的妊娠纹
- ◆ 腹部、臀部大量堆积赘肉，脂肪集中下垂
- ◆ 三餐不规律，油脂摄取量过多
- ◆ 不爱喝水，水分及含膳食纤维的食物摄取不足

塑身建议 以提高基础代谢率为主，强化肌肉的弹性与张力，增加胶原物质的补充。另外，在增加运动量的同时多补充水分，并多摄取含有抗氧化成分及维生素C含量高的食物。

　　通过以上的自测，相信你已经了解自己属于哪种身体类型，也许你需要多运动以提高基础代谢率，也许你要多补充蛋白质或维生素C，也是你需要特别注重哪个部位的练习。

　　无论如何，找准你的方向，认真读完"七日谈"，然后在之后的瑜伽练习中寻找你所需要的完美纤体瑜伽动作吧！加油！

第三天
戒除一切影响你变瘦的观念及饮食习惯

吃得少也会胖，究竟是什么原因？为你揭晓八个让你拼命节食也瘦不了的错误饮食观念，让你的体重直线下降。

吃得少也会胖，究竟是什么原因？对于减肥瘦身这件事，各路神仙达人五花八门的燃脂妙招足够写成一本《新华词典》那么厚的"减肥天书"了。被一大堆案头工作忙得团团转的你也未必能耐着性子一一读完，那么倒不如节省时间，看看我们在各种失败案例中提炼出的"黄金经验"，也许正是这一点点的偏差，才是让你瘦身大计屡遭瓶颈的真正原因！

误区1：一天只吃1~2餐，少吃就能瘦

自动减餐表面上看来能减少热量，实际反而会越减越肥。因为每天只吃一餐或两餐，打破身体既有的饮食习惯，不仅不易消除饥饿感，长时间无法吸收热量，人体将在下一次进食时，自动地吸收储存所有的热量。而过于严苛的节食，一旦计划失败，体重必定反弹！不要刻意减餐，维持正常的三餐进食，谨记"早餐吃得好、午餐八分饱、晚餐吃得少"的原则，尽量低卡少油，才是瘦身之道。

误区2：水果都是低热量，可以随便吃

一个苹果的热量是100千卡，一个香蕉的热量是93千卡……只吃一两口当然不会有什么影响，但如果真的认为吃水果就不会长胖，而大吃特吃，那就绝对错了。尤其是半夜狂吃水果，会给减肥带来致命一击，要知道部分水果的热量和糖分更是高得吓人。建议平时可以用蔬菜来替代部分水果。

误区3：不能吃淀粉类，不然减不了肥

减肥一开始就不吃淀粉类，会造成因缺少热量供应而容易饥饿，会使你为填满食欲的空虚而吃下更多菜肴，摄取的热量必定会不减反增。可尝试渐进减少淀粉的摄取量，从一碗饭减少为半碗饭，热量也会减半。或者选择营养价值高、易有饱足感的谷类，如糙米、五谷杂粮等取代精制白米、面粉。

误区4：立即拒绝零食类，完全碰不得

平日养成吃零食的习惯，一时之间是难以戒除的，最好的方法还是逐步戒除零食瘾，减少热量摄取，节食才易成功。列出一张低卡的食物清单，以备嘴馋时享用，如一把杏仁、花生或核桃，一袋低糖的水果、水果干（杏、葡萄、蔓越莓等）、琼脂果冻、煮毛豆、低脂酸奶、烤海苔、全麦饼干或蔬菜沙拉等。

误区5：运动太累，先休息一会儿再说

如果一口气做不到20分钟以上的有氧运动，是不能消除多余脂肪的。边运动边休息，或是每隔10分钟就换一个运动项目，即使你在健身房中泡够2个小时，也不会达到燃脂效果。

误区6：完全相信体重计，觉得越减越胖

很多人会发现，在开始运动的第一个月，普遍会发生体重增加的现象。那是因为突然开始运动，脂肪在减少的同时，肌肉也会随之增加。而同样体积的脂肪，是肌肉重量的1/3，因此这个时候千万不要抱怨运动反而让你变胖，如果把腰部、大腿的尺寸当做运动效果的基准，会让你更准确地看到减肥的效果。

误区7：进食之后不漱口，好像随时还要进食

是不是以为每天只刷两遍牙齿就OK了？其实在吃过饭后，如果口腔内还残留着食物的味道就很容易再次勾起食欲。所以，为了克服对食物的过分欲望，最好在用餐后马上漱口，这样不仅能防止蛀牙，还能刺激大脑发出"用餐结束"的信号，让身体不再有进食的欲望。

误区8："绝对不行"法则，越禁越想吃

"晚上8点以后绝对禁止吃夜宵""绝对不吃油炸类食品"……其实，想成功甩掉赘肉就尽量不要再用"绝对"之类的词。一般情况下，越是"绝对不行"的事情，就越容易引发我们的逆反心态，而一旦违反，就容易产生挫败感，甚至是自暴自弃。所以，在此期间，建议把"绝对不行"改成"尽量不做"。

数数看，这些错误的饮食观念和习惯，你占了几个？现在你知道病态的节食是多么的要命了吧！从现在开始，请认真杜绝以上八个错误观念和习惯，再开始练习有纤体魔力的瑜伽动作，让你的体重直线下降吧！

第四天
提高新陈代谢，让你又瘦又够劲

为什么有些人一天吃好几餐，每餐吃两三碗饭，身材还是很苗条，而有些人就算吃得很少，可还是一张圆脸和肥嘟嘟的体态？一切只因"代谢力"。

二十岁的我们似乎从来都不担心会发胖，那时青春飞扬，我们的身体如同动力十足的摩托车，高效而完美地完成每日新陈代谢的能量转换，不会在腰腹部留下任何被消耗的热量的痕迹。可随着年龄的增长，我们开始发现自己加班后次日精神不济；冒出的痘痘修复状况日益变慢；就算换了新的保养品，肌肤状况依旧没有改变；并未多吃却再也穿不进那条心爱的牛仔裤……

全是时间犯的错吗？当然不是。当我们抱怨日益发胖的体形时，隔壁办公室里还有比你大2岁的美女，她的抽屉里零食不断却依然体态妖娆、活力四射。真不公平！

其实，这牵扯到代谢力和活动力。

如果我们一直保持二十岁的新陈代谢水平，活动力强，摄入的热量与代谢掉的热量相当，就能轻松维持标准体重，拥有恒久不走样的魔鬼身材。即使偶尔往上飙两三千克，只要每天持续规律运动30~60分钟，减掉多余的赘肉就非常容易。

我们不得不承认，上帝是不公平的。有些人新陈代谢一直高效如昔，而我们显然是不那么被照顾的一群人。与其抱怨命运，不如一起学习如何提高新陈代谢，保持"够瘦又够劲"的健康体态。

提高新陈代谢之运动篇

身体的肌肉含量和新陈代谢快慢成正比。研究发现，每千克肌肉一天会消耗6卡热量，而每千克脂肪只能消耗2卡热量。因此，只有让身体的肌肉比重增大，新陈代谢才会跟着提高。如果你有足够多的肌肉，即使你坐着不动，也能燃烧更多的脂肪。所以，当务之急是增加肌肉。

不要害怕，这绝对不是让你拥有大块头，倘若为了瘦身而失去女人味儿就得不偿失了——我们只需要增加一些平时锻炼不到的肌肉。这些肌肉我们平时并不经常活动，当我们做一些新的运动时，就会觉得比较费劲。这时候，身体内的新陈代谢开始开足马力，氧气也被更大量、更全面地运送到身体的各个器官。瑜伽是全身性的练习，试着用不同的瑜伽体式去活动一下你平时运动不到的身体部位，增加肌肉含量的同时又加倍地燃烧了脂肪，何乐而不为呢？

此外，让运动成为习惯，新陈代谢速度会慢慢提升。那些始终处在运动状态的人，比如一会儿整理一下鞋带，一会儿伸个懒腰，一会儿又起来走几步的人消耗的热量比那些久坐不动的人要多。更重要的是，习惯随时活动身体的人的基础代谢水平通常更高。如果你没有太多时间，随时抽空做几个蹲起、高抬腿、蛙跳、俯卧撑、引体向上等动作也能提高身体的肌肉比例。

化整为零——多次少量运动制造更多新陈代谢高峰。试着把通常利用较长时间做完的运动分两次完成，这样，每次完成运动后的1~2小时内都将迎来新陈代谢水平的高峰，这样比一次性地完成所有运动量能燃烧更多脂肪。

利用好月经周期，也提升新陈代谢。在月经周期的后几天运动，雌性激素黄体酮会启动脂肪转换系统，将脂肪转换成热量，补充生理周期的能量缺失。如果做适量的运动，就能将更多脂肪转换成运动所需的能量。在月经结束到下一次排卵前2天，大概2周的时间能燃烧比平时多30%的脂肪。

提高新陈代谢之饮食篇

本书之所以不厌其烦地讲到吃，因为对吃的讲究，能体现出生活品质与健康素质的最根本性变化。提高新陈代谢率，自然不能没有科学的饮食。掌握一些饮食技巧，能让你事半功倍。

如果每顿饭都能摄入一些蛋白质的话，新陈代谢会加快——因为消耗蛋白质所花的热量是消耗脂肪和碳水化合物的2倍。研究发现，每周吃3~4次高蛋白食品能显著提高新陈代谢速度，而常见的鱼、虾、鸡蛋、奶酪都是优质蛋白质的来源。

让自己喝足够的水。如果你的身体缺水，新陈代谢速度就会降下来，脂肪燃烧就会减少。德国的最新研究发现，人们在喝下一大杯水之后，体内的新陈代谢会加快30%。要想提高代谢率，每天饮用1.5~2L的水绝对是必需的。不要因为懒就不喝水，也不要因为自己是水肿性体型就拒绝喝水，你要做的只是小口小口慢慢喝，每次150ML即可。

有营养学家认为："如果身体里的铁元素不足，那身体细胞就无法获得足够的氧气，进而降低新陈代谢速度。"坚持每天吃富含铁的食物，例如精瘦肉、谷类、豆类以及坚果。另外，每天一勺花生酱也能满足身体对铁的需要。

绿茶或黑咖啡，爱上哪样都好。研究发现，绿茶含有儿茶酸，儿茶酸能增加体内肾上腺素的水平，而肾上腺素能加快新陈代谢速度。另外，喝咖啡也能在短时间内让新陈代谢提高。值得注意的是只能喝黑咖啡，不要加奶油或糖。当然也不能为了减肥就多喝，咖啡因过多也会影响健康。适当地吃点辣，新陈代谢速度会更快。营养学家发现辛辣食物含有的碳水化合物可使新陈代谢速度提高。具体来说，吃一勺红辣椒或青辣椒能暂时提升23%的新陈代谢水平。

第五天
你可以相信的九大瘦身捷径

也许你看到"捷径"两个字就不再相信，因为已经有太多标榜"捷径"的瘦身方法指向失败，但是只要方向正确，瘦身的捷径确实存在。

1. 简单的往往是最有效的
——简化你的运动，并养成习惯

周一瑜伽、周二动感单车、周三私教课、周四zumba（尊巴）舞蹈课、周五肚皮舞……可能你觉得单一形式的运动枯燥难耐，但是这些品种繁多的运动也会让你感到应接不暇，如此多种类运动的叠加，颇有压力。不妨简单化运动，比如每周一、三、五，有氧运动（跑步、快走）加仰卧起坐，每周二、四、六，瑜伽伸展练习，周日休息，运动由此变成两种：有氧日和伸展日。身体和大脑对此，也可以很快养成习惯。

2. 有规律地练习，准时开始
——规律化练习，能保证最好的纤体功效

无论什么运动，如果不付出努力，就得不到期望的效果。为自己制订一套练习计划，每周3~4次，每次30分钟以上，定时练习。遵守自己订下的时间，到时间要立即开始，不要找借口。别说没有时间之类的话，时间就像海绵，永远都是挤出来的。如果不想练30分钟，那就练20分钟吧，实际上只要动起来，时间总会比你想象中要更快一些。

3. 小目标，让我们更早尝到成功的快乐
——用阶梯性小目标替代"减去5千克"之类的大目标

我知道，你的目标是减掉5千克体重，甚至更多。但是过大的目标总会让人招架不住，最终的结果就是提前放弃。因为达成这种大目标往往需要很长时间，而保持长久的热情却又太难。解决办法很简单：将大目标分解成小目标。健康的瘦身速度是每周0.5~1千克，虽然这种小目标不是那么有气势，但是如果能保持这样的速度，就可能在3个月后，减去多达几千克的体重，并且获得12次成功后的成就感。着眼于每周0.5千克的小目标，别去想那5千克，在不经意间，你会发觉自己早已完成最初的大目标。

4. 慷慨地奖励自己
—— 在整个瘦身过程中，你至少能得到12次奖励

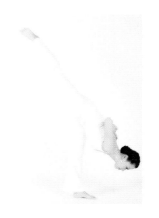

一定不要忽视了这个小细节，因为奖赏意味着对已完成目标的肯定；对已付出努力的慷慨奖励，有助于使下一个目标的执行感觉更好。具体要做的就是，将上面提到的小目标列成表，并在每项旁边写上适当的奖励——用一份给自己的礼品单取代冷冰冰的目标列表。当然这个奖励要注意与总体目标的大小成比例，比如每减去1千克，可以给自己买件小礼物，比如一次美甲、一双鞋子、一次按摩，当达到总体目标时，就可以用出国度假级别的奖励来犒赏自己啦！

5. 顺便运动顺便瘦身
—— 让运动触手可得，为运动创造积极条件

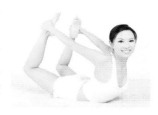

你也许拥有一张健身卡，却很少使用。原因很可能就是你去健身房本身就需要很大的付出：路程远，碰到刮风下雨，很容易就会产生放弃去锻炼的念头。你所要做的就是让运动触手可及，在所住社区选择健身房，每天下班后，直接去锻炼30分钟后再回家。或者干脆不去管什么健身房，每天早起10分钟、每晚睡前半小时，甚至午睡醒来的5分钟、喝水抬头的5分钟……都可以成为你的瑜伽时间。运动变得触手可及，顺便就可以完成运动，好身材当然也就顺便练成了。

6. 吃得讲究，才能瘦得漂亮
—— 用"慢速吃"和"健康吃"来替代饥饿

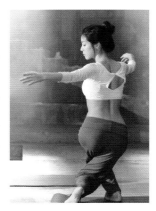

节食能让你短时间内迅速甩掉赘肉，但接下来呢？你可能会因为馋了太久，一旦复食便狼吞虎咽，体重迅速反弹。多可怕！你一定见过那些吃相优雅、一口食物在嘴里不动声色地嚼了又嚼的瘦女孩吧？她们不仅吃得慢，还挑食。现在就向她们学习吧，为了我们所追求的健康而持久地瘦身，"慢速吃""健康吃"。胃需要20分钟的消化时间，才能将饱足的信号传到大脑，所以"慢速吃"既可以控制热量摄入，又能避免忍饥挨饿。餐具也要有讲究，最简单的方式就是用精致尺寸的小一号餐具代替之前的餐具，这样控制饭量就会不知不觉中变得容易。

7. 记录能让我们多点理性
——详细记录瘦身足迹，用自己的成绩来鼓励自己

理性的人往往更容易达成目标。一个瘦身目标是否能达成，除了前期目标的制订、目标的执行外，还需要有后期的回顾。因为回顾能够总结经验教训，便于制订以及调整后续的方向。可以买一个喜欢的笔记本，每晚回顾当日饮食、运动、体重、体脂和围度变化。写下来的过程就是对自己监督和反思的过程，拥有一个贴身的纤体小秘书，相信必能事半功倍（这是世界各地瘦身者和体重管理专家首推的方法，不要再固执了，试试吧）！

8. 每周给自己专门放纵的时间
——其余时间专心瘦身

也许你以往瘦身失败的原因就是长时间压抑食欲，在一次爆发后，感到失望就索性不再坚持。要避免这种失败，首先要认识到瘦身的长期性，并且原谅自己的偶尔失控，当然，最好的方法还是将健康饮食融入自己的生活，健康有节制地饮食，而不是盲目节食。如果对油炸、高糖等需要少吃的食品确实无法完全放弃，可以每周设置一餐或两餐，比如周六的午餐，适量地享受这些喜欢吃的食品，但是每周其他时间，仍然坚持健康的瘦身饮食和运动计划。

9. 给自己找帮手
——加入瘦身圈子，替代单打独斗

完成瘦身的任务，我们已经通过以上八条捷径来缩短你与总体目标之间的距离，但是靠自己保持热情还是有些困难的，寻找到与自己目标相仿的人，互相鼓励扶持，有助于彼此提醒、促进，使整个瘦身道路更有乐趣，也更容易坚持。可以交一些和你志同道合的网友，每晚上线和她（他）联络，讨论今天的运动计划和执行程度，互相监督，互相打气。

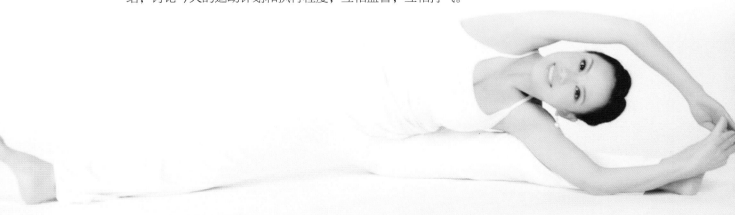

第六天
让外表的华丽感成为你变瘦的最大动力

从你下定决心瘦身的那天起，衣橱里的衣服永远要比你人瘦。优质而昂贵的时尚运动服、淡淡而奢侈的运动型香水……这一切都是为了将瘦身进行到底！

决定要瘦身了吗？好，第一件事就是将你那些大码的衣服清理出去，只留两套可以穿的。看着空空如也的衣橱，别感到可惜，也别觉得沮丧，因为你下一步要做的就是用新衣服慢慢填满它。

去商场买两套新衣服，记住，让你买的是比你现在身上穿的至少小两码的衣服。接下来的日子，你将被迫陷入只有两套衣服可以穿的窘境。不管高矮胖瘦，没有人愿意总穿着同样的衣服出门，你没有衣服可以穿，这就逼得你要减肥，要让自己的身体可以穿得下新买的小码衣服。一旦达到阶段性的目标，立刻处理掉最初的衣服，让自己再度回到只有两套衣服可以穿的状态。如果你能坚持，如此循环，过不了多久，你就会发现自己的衣服尺码越来越小，身材也越来越好。

衣柜战术只是为了帮助你坚定信念，督促你一直坚持下去。所以千万千万别可惜，现在浪费只是为了最后的永不浪费（想想，接下来你将节省多少开支在不必要的口腹之欲以及五花八门的减肥开销上啊）。

第二件事是为自己投资一套质地优良、展露体态的时尚运动服。不要因为身材不好，就买宽宽大大的运动服，那样你会看不到自己身材的变化。越是身材不好，越要大胆穿上可以展露体态的瑜伽服，这样，才有动力去练习，并最终获得如同美女教练一般的完美身材。

投资一套华丽的、合身的、时尚闪耀的、自己时时惦记着想快点穿上它的瑜伽服装，绝对有必要！再喷上淡淡的运动香水……这一切都是为了让我们在锻炼的时候感觉更加良好，进而更努力地运动。

那么，今天就去采购装备吧，让外表的华丽感成为你变瘦的最大动力！

第七天
小穴位藏着大秘密，加速瘦身的美丽任务

除了瑜伽，掌握一些简单选穴及按压技巧，你就可以使身材更加轻松地变苗条，赶快来试试吧！

肥胖，除了先天体质因素外，饮食与运动的习惯更是影响深远。对于久坐少动的你，穴位按摩可以弥补你平日运动量的不足，并刺激器官，平衡身体内分泌及新陈代谢等功能的运作与循环，提高新陈代谢，进而消耗更多脂肪、更多热量。

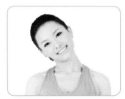

1. 按一按，消除肩颈背部赘肉

一般而言，肩颈背部的赘肉仍是由运动量不足或姿势不正确造成的。

按摩：

把头依序向前向后弯曲，再向左向右伸展，可以松解颈部肌肉。

指压：

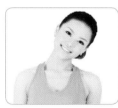

穴位：颈部的风府穴、风池穴、天柱穴，以及肩部的肩井穴。

手法：手中间3指并拢，按压肩胛上的经络和穴位，右手按压左肩，左手按压右肩，由下而上，交互按压；以拇指按压耳下及其两侧穴位；每次按压时在穴点上停留3~5秒钟。

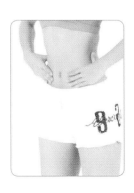

2. 按一按，塑造纤纤腰围

腰围太粗，是一般肥胖者最大的苦恼，而腰部容易疲劳者，更会增加瘦腰的难度，因此，在穴位按摩上应着重消除腰部的疲劳。

按摩：

双脚张开，慢慢地边扭动边揉腰部，可以逐步达到纤腰的效果。

指压：

穴位：腰部的肾俞穴、志室穴、带脉穴。

手法：手叉腰部，用拇指用力按压5~10秒钟。

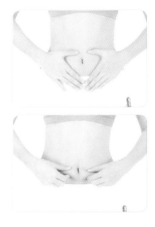

3. 按一按，消除小腹赘肉

腹部有赘肉的人，多是因为体内水分过多。你可以通过指压腹部的穴位，帮助体内积蓄的水分顺利排泄。不过，饭前饭后1小时请勿按压。

按摩：

① 站立，双脚稍稍分开，用双手掌心以搓、揉、拧、转的方法按摩腹部。

② 双掌掌心由两侧腰向肚脐推挤，来回数次。

③ 两手拇指张开呈八字形，由肚脐上方往下，来回按摩数次。

④ 用捏压的手法，从腹部捏到两侧腰部。

指压：

穴位：腹部的水分穴、天枢穴、中脘穴，以及腿部的足三里穴、三阴交穴。

手法：重叠食指和中指，配合呼吸用力按压。按下时呼吸，停留约5秒钟，拿开再吸气。

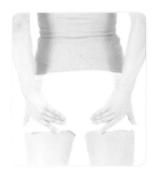

4. 按一按，消除臀部松垮赘肉

长期坐办公室的人，臀部极易堆积脂肪，所以一定要多运动再配合穴位按摩，才能够消除臀部松垮的赘肉。

按摩：

两手拇指张开呈八字形，由臀部下方往上推压，来回按摩数次。

指压：

穴位：臀部脂肪较厚的部位，如秩边穴、环跳穴、承扶穴。

手法：用4指由大腿向臀部往上推压和敲打，以按摩兼用拧转法，更具效果。

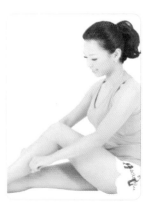

5. 按一按，消除萝卜腿

萝卜腿的形成，除可能与遗传有关外，主要仍是运动量不够，或是运动方式不正确造成。如果平时多用脚尖走路，就能收紧腿部肌肉，修饰腿部曲线。

按摩：

以双手手掌在小腿肚上来回搓揉，或以拳头由下往上捶打。

指压：

穴位：承山穴、足三里穴、阴陵泉穴。

手法：以5指握压的方式，在大腿、小腿以及穴位点多加施力，每次按压持续3~5秒。小腿肚可用拇指按压。